砭石

图解国医绝学丛书

砭石疗法治百病

总主编　郭长青

主　编　郭长青　郭　妍　张　伟

U0297297

中国医药科技出版社

内 容 提 要

本书由北京中医药大学针灸推拿学院专家团队精心打造，作者首先简要介绍了砭石疗法的应用、特点、最常用的操作手法及注意事项，随后详细介绍了砭石疗法在内科、外科、妇科、骨科及五官科疾病中的应用，对书中涉及的穴位均配以人体穴位图和砭石治疗图。全书图文并茂，实用性强，是广大中医爱好者、中医从业者的必备参考书。

图书在版编目（CIP）数据

砭石疗法治百病 / 郭长青，郭妍，张伟主编. — 北京：中国医药科技出版社，2017.3

（图解国医绝学丛书）

ISBN 978-7-5067-8906-6

Ⅰ. ①砭… Ⅱ. ①郭… ②郭… ③张… Ⅲ. ①砭刺法 Ⅳ. ① R245.31

中国版本图书馆 CIP 数据核字（2016）第 306380 号

美术编辑　陈君杞
版式设计　锋尚设计

出版　中国医药科技出版社
地址　北京市海淀区文慧园北路甲 22 号
邮编　100082
电话　发行：010-62227427　　邮购：010-62236938
网址　www.cmstp.com
规格　880×1230mm　$^1/_{32}$
印张　$9^3/_8$
字数　242 千字
版次　2017 年 3 月第 1 版
印次　2019 年 3 月第 2 次印刷
印刷　三河市航远印刷有限公司
经销　全国各地新华书店
书号　ISBN 978-7-5067-8906-6
定价　35.00 元

编委会

主　编
　　郭长青　郭　妍　张　伟

副主编
　　刘乃刚　芦　娟　赵瑞利

编　委（按姓氏笔画排序）
　　马　田　刘福水　安　娜　杜宁宇
　　李忠龙　陈　晨　胡　波　徐　菁
　　梁靖蓉　韩森宁

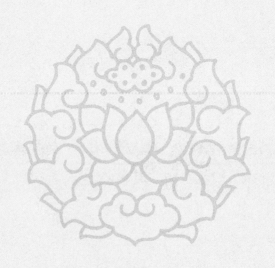

前言

　　砭石疗法是中医临床的一种特色外治方法，砭石是石器时代产生的一种治疗工具，有"药石""魏石""针石""恶石""佳石"等名称，在秦汉以前使用相当广泛。砭石疗法是中华民族几千年来与疾病作斗争中积累起来的宝贵经验，是中医保健、中医养生、中医理疗学的一项重大发明。它的特点：具有一套以脏腑经络学说为中心的完整理论，强调整体，重视内因。采用无创性的温和刺激，扶正祛邪，以调动机体本身的防御能力，战胜疾病，调和阴阳、气血、脏腑功能，使失衡的内部稳定，从而恢复身心健康。砭石疗法既可用于防病、健身、养生、美容，又可用于改善亚健康状态及调理某些疾病。

　　砭石疗法是中国古代应用石制工具进行医疗保健的医术，在我国具有悠久历史，《史记·扁鹊仓公列传》记载有战国时扁鹊用砭术和其他疗法救治虢太子的故事，所以砭石也被人们称为"扁鹊石"。《史记》还记载了上古时代有一位叫作俞跗的医生，他治病不用汤药而用砭石。《黄帝内经》中将砭与针、灸、药、按跷并列为中医五大医术。砭石疗法产生于石器时代。早在原始社会，人们在与大自然作斗争时，就用各种石器制成砭具，叩打、摩擦身体的一些部位以疗痛治病。先民们患病之后信手抓一块石头在患部压、擦、刺、刮。这样做了之后病痛有时竟能缓解。经历了几十万年，先民们得到了一些经验，形成了一些用石头治病的方法，也制出了各种各样的用于治病的石器，出土文物表明，到了石器时代中、晚期砭石疗法在术和具两方面已发展到相当的水平。人们亦仿照"石烹"，将烘热的石头放在人体的某些部位，用以舒筋活血止痛，消除疲劳。此后，这种经验疗法逐渐与人体经络、穴位等学说相融合而形成了一门独立的医术。

然而，自东汉以后，由于砭石材料的匮乏、药物及针具的发展等原因，砭石疗法渐渐隐迹于民间。直到20世纪90年代，杨浚滋先生在山东古泗水流域重新发现了能制造砭具的岩石，并称之为泗滨浮石，砭石疗法遂获得了新生，并逐渐走入大众视野，同时也被越来越多的医生应用于临床中，由于其显著的效果，该疗法渐渐被人们所接受。如今，砭石疗法已经推广到了日本、美国、加拿大，以及欧洲多个国家，香港的许多中医诊所中也都广泛应用砭石疗法。

我国的砭石疗法正处于蓬勃发展之中，为了顺应时代的需要，便于砭石疗法的临床推广应用，使其走进千家万户，我们组织有关学者，在参阅了大量文献资料的基础上，结合二十余年临床经验，选择临床上砭石疗法应用的有效病症，认真编写了本书。本书本着实用的原则，采用图文并茂的方式，力求简明详细地介绍这一古老而又崭新的医术——砭石疗法。对于书中涉及的砭石治疗穴位我们均匹配了清晰的真人操作图，读者可根据书中简单通俗的文字说明，结合真人操作图，轻松掌握书中介绍的砭石治疗方法。

我们希望本书的出版，能对砭石疗法的推广应用起到积极的促进作用，使砭石疗法为更多人祛除病痛，带来健康。

编者

2016年10月

目录

第一章 认识砭石疗法····· **001**

什么是砭石················· 002

起源、发展、失传、再发现····· 002

砭石疗法的文献学研究····· 004

砭石疗法的考古学研究····· 006

砭石疗法的现代研究········· 008

砭石器具··················· 010

砭石疗法的基本操作方法····015

砭石疗法的功效············· 021

砭石疗法的注意事项········ 022

第二章 人体穴位定位与主治
·············· **025**

手太阴肺经经穴············ 026

手阳明大肠经经穴·········· 028

足阳明胃经经穴············ 031

足太阴脾经经穴············ 038

手少阴心经经穴············ 042

手太阳小肠经经穴·········· 043

足太阳膀胱经经穴·········· 047

足少阴肾经经穴············ 057

手厥阴心包经经穴·········· 061

手少阳三焦经经穴·········· 063

足少阳胆经经穴············ 067

足厥阴肝经经穴············ 074

督脉经穴·················· 077

任脉经穴·················· 082

经外奇穴·················· 086

第三章 砭石疗法治百病
·················· **095**

感冒······················ 096

支气管炎·················· 099

哮喘······················ 103

肺气肿···················· 106

惊悸······················ 109

失眠······················ 112

胸痹······················ 115

高血压病·················· 119

郁证······················ 123

痴呆······················ 126

功能性消化不良············ 130

慢性胃炎·················· 133

胃下垂···················· 136

呃逆 ………………… 138

便秘 ………………… 140

泄泻 ………………… 143

脱肛 ………………… 146

腹痛 ………………… 148

胆囊炎 ……………… 151

糖尿病 ……………… 155

贫血 ………………… 160

偏瘫 ………………… 162

腰痛 ………………… 169

面瘫 ………………… 171

三叉神经痛 ………… 175

颈椎病 ……………… 179

落枕 ………………… 182

肩周炎 ……………… 184

偏瘫肩痛 …………… 186

肱骨外上髁炎 ……… 188

腕管综合征 ………… 190

腱鞘囊肿 …………… 193

腰椎间盘突出症 …… 194

臀上皮神经损伤 …… 197

梨状肌综合征 ……… 200

坐骨神经痛 ………… 203

髌骨软化症 ………… 206

膝关节增生性关节炎 ……… 210

足跟痛 ……………… 214

风湿病 ……………… 216

强直性脊柱炎 ……… 219

褥疮 ………………… 222

银屑病 ……………… 224

老年性皮肤瘙痒症 ………… 225

下肢动脉硬化闭塞症 ……… 228

前列腺增生 ………… 232

乳腺增生 …………… 236

急性乳腺炎 ………… 239

痛经 ………………… 241

人工流产术后调复 … 244

慢性盆腔疼痛 ……… 246

更年期综合征 ……… 248

肥胖症 ……………… 251

产后缺乳 …………… 253

小儿营养不良 ……… 256

小儿遗尿 …………… 258

慢性疲劳综合征 …… 260

电脑综合征 ………… 263

颞颌关节紊乱综合征 ……… 265

近视 ………………… 267

慢性咽炎 …………… 270

牙痛 ………………… 273

耳鸣、耳聋 ………… 276

过敏性鼻炎 ………… 280

第四章 砭石疗法的养生保健
与美容 ……………… **283**

砭石疗法的养生保健 … 284

砭石疗法与美容 …… 289

第一章

认识砭石疗法

什么是砭石

砭石，亦称针石或镵石，是指用石头刺破皮肉以治疗疾病的工具。运用砭石治病的医术称为砭术。关于砭字的解释，一种认为是形声字，如《说文》："砭，以石刺病也。从石，乏声"；另一种认为"砭"字是个象形字，材质从石在左，"乏"字在右，"乏"应该是一个人手握砭具，以跪姿为人治病的样子，所以"砭"之意就是用石治病，是动词。"砭"本义：①治病刺穴的石针；②用石针扎皮肉治病，引申为刺或规劝，砭灸，针砭（喻指出人的过错，劝人改正）。

起源、发展、失传、再发现

（一）砭石疗法的起源和发展

砭石是石器时代产生的一种治疗工具，有"药石""魏石""针石""恶石""佳石"等名称，是秦汉以前使用相当广泛的一种治疗工具。砭术是中国古代应用石制工具进行医疗保健的医术。砭石疗法在我国具有悠久的历史，《黄帝内经》中将砭与针、灸、药、按跷并列为中医五大医术。砭石疗法自东汉后失传，直到20世纪90年代，杨浚滋先生在山东古泗水流域重新发现了能制造砭具的岩石，并称之为泗滨浮石，砭石疗法遂获得了新生。砭石疗法产生于石器时代。早在原始社会，人们在与大自然做斗争时，就用各种石器制成砭具，叩打、摩擦身体的一些部位以疗痛治病。先民们患病之后信手抓一块石头在患部压、擦、刺、刮。这样做了之后病痛有时竟能缓解。出土文物表明，到了石器时代中、晚期砭石疗法在术和具两方面已发展到相当的水平。人们亦仿照"石烹"，将烘热的石头放在人体的某些部位，用以舒筋活血止痛、消除疲劳。此后，这种经验疗法逐渐与人体经络、穴位等学说相融合而形成了一门独立的医术。砭石疗法起源早于灸法，更早于金属针，在人类治病的历史长河中源远流长。考古学上把人类运用石器作为生产工具的时代分为两个阶段。前一阶段为旧石器时代，后一个阶段为新石器时代。旧石器时代约历时二三百万年，当时人类使用比较粗糙的打磨石器，主要过着采集与渔猎生活。由于所用石器是打制的，故此时还不可能制造出砭石来。新石器时代始于距今一万年或八九千年前，止于约四千年前。新石器时代已发明农业和畜牧业，生产力有了显著进步，生活资料有了比较可靠的来源，开始过着定居生活。在生产工具方面广泛使用了磨制石器，能制陶和纺织，这就为将石材加工磨制成精致的砭针提供了方便。

（二）砭石疗法的失传

在距今4100年前的大禹帝时期，泗滨浮磬、砭石是贡品，是祭祀用的神器，佛家、道家的法器，儒家的礼器，而由多块磬组合在一起的编磬与编钟则成为标志帝王之尊的乐器。砭术在西汉仍在太医和名医间应用和承传，并载入史册。然而到了东汉，史书中已很少见有关砭术的记载。东汉名医首推华佗。据《后汉书·华佗列传》记载，华佗精于方药、针灸，开创全身麻醉外科手术，还提倡"五禽之戏……以当导引"。《黄帝内经》中给出的五种医术到华佗这里只有药、针、灸、导引四种，看不到砭石。砭自东汉起失传。自东汉以来，中医学的非药物疗法虽不断发展，但其内容主要是灸疗、针术等，砭术经历了几千年的发展之后，到了东汉竟然消失了。据史料考证，砭术失传的原因，是因为制砭的佳石匮乏了。东汉大学者服虔说："季世复无佳石，故以铁代之耳。"唐代学者颜师古道出了"古者治病则有砭，今其术绝矣"的感叹。关于砭术的失传，目前流行的观点有两种，一是淘汰学说，认为金属针具发明以后，由于金属针在刺激量和疗效等方面优于砭石，故而淘汰了砭石；二是无佳石说，由于制作砭石的好的石料难以找到，故只好用铁制针代替。

（三）砭石疗法的再发现

泗滨浮石在历史上多有记载，其中最早见成书于战国时期《尚书》中的《禹贡》。其中记载，传说中的上古大禹时期，天下分为九州，其中徐州、豫州、梁州都进贡磬，而唯有徐州进贡的磬被注明为"泗滨浮磬"。这在当时应是十分珍贵的，否则不会被命名且列入贡品只为帝王所拥有和使用。其制作原料的石材也因此得名"泗滨浮石"泗滨浮磬：源自《尚书》"海、岱、淮……惟徐州厥贡泗滨浮磬"。"击石附石，百兽率舞"说的是产生于山体地表的片状、无须加工或稍做加工既可发出乐音的石头。在距今4100年前的大禹帝时期是贡品，是祭祀用的神器；后泗滨浮磬是佛家、道家的法器，儒家的礼器，而由多块磬组合在一起的编磬与编钟则成为标志帝王之尊的乐器。1978年，在山东一战国古墓中发掘13块形状规整的黑色石片，其中两片撞断。经有关专家鉴定：该石板系周朝时代的编磬，是国家一级文物。山东音乐教师杨浚滋先生不辞辛苦，在泗水流域，终于找到了泗滨浮石。用它配制的两枚编磬，敲击声音优美纯洁，声音击穿浩空，余音袅袅，美妙绝伦。经权威专家鉴定：后配的两枚编磬与原编磬完全是一样的石材。后经大量的科研与临床试验，国家有关权威部门检测，医学界专家认定：泗滨浮石是制磬的石材，也是制砭的最佳石料。

砭石疗法的文献学研究

砭石产生于新石器时期。最早有"路史"记载"伏羲尝草制砭，以治民疾"。距今5000年前伏羲就尝试草药，制造砭具，治疗百姓疾病。砭术的医疗作用，在古籍中有许多记载。从黄帝、夏、商、周到春秋战国及西汉，砭术为历代医家所使用。西汉学者司马迁在我国第一部纪传体通史《史记》中的《扁鹊仓公列传》里，对神医扁鹊做过较为详尽的记载，其通文多处对砭术的应用和功效进行过描述。如书中记载：扁鹊过虢国，闻听虢太子死，欲自荐前往救治。其中有这样的描述：扁鹊让弟子子阳研磨针治，以取体表百会穴。一会儿，太子苏醒。于是，让子豹配制能使药力深入体内五分的熨药与八减方的药剂混合煎煮后，在两肋下交替热敷，太子起坐。再用中药调适阴阳，只服用20天汤药就康复了。扁鹊，战国时期医学家，师从长桑君，遍游各地，用砭石行医，名噪一时。《左传》襄公二十三年载有："美不如恶石。"东汉服虔注："石，砭石也。"《盐铁论·申韩》说："下针石而钻肌肤。"《山海经·东山经》载："高氏之山，其上多玉，其下多箴石。""箴"就是针字的前体字。晋代郭璞注："可以为砭针，治痈肿者。"《说文解字》注："砭，以石刺病也。"当然，在中医典籍《黄帝内经》中，也有对砭石的记述。《黄帝内经》是我国第一部系统阐述中医理论的医学巨著，其中对砭石疗法的记载是砭术中医地位的权威性论述。在《黄帝内经》的形成年代，冶炼技术已经比较发达，能够制造金属针具，但《黄帝内经》中仍然保留了大量砭石疗法的内容，如《素问·异法方宜论》载："故东方之域……其病皆为痈疡，其治宜砭石，故砭石者，亦从东方来"。又有西方宜用草药，南方宜用九针，北方宜用灸，中土宜用导引按跷的描述，这里，砭石疗法与针、灸、草药和导引按跷并列为中医的五大医术。类似的并列还有很多，如"雷公曰：肝虚肾虚脾虚，皆令人体重烦冤，当投毒药刺灸砭石汤液，或已或不已，愿闻其解"（《素问·示从容论》）。再如"故曰：圣人之治病也，必知天地阴阳，四时经纪，五藏六府，雌雄表里，刺灸砭石、毒药所主，从容人事，以明经道……"（《素问·疏五过论》）。以上记述说明了砭石疗法在古代中医学中的重要地位。砭石疗法除了与针、灸、草药和导引按跷并列外，还与治神、养身、用药和诊断脏腑血气并列为五法，即"针有悬布天下者五，黔首共余食，莫知之也。一曰治神，二曰知养身，三曰知毒药为真，四曰制砭石小大，五曰知府藏血气之诊。五法俱立，各有所先"（《素问·宝命全形论》）。《黄帝内经太素》有"气盛血聚，未为脓者，可以石熨，气盛脓血聚者，可以砭石之针破去也"。砭石的排脓血功能比针的效果要好，在《灵枢·玉版》中有："黄帝曰：其已有脓血而后遭乎，不导之以小针治乎？岐伯曰：以小治小者其功小，以大治大者多害，故其已成脓血者，其惟砭石铍锋之所取也"。唐代王冰注："砭石，谓以石为针也。"《难经》亦载："其受邪气，畜则肿热，砭射之也。"但是随着金属器物的出现和使用，具有良好的坚韧性和加工性能，很快就取代了砭石这种原始的医疗工具。《汉书·艺文志》记载："医经者……用度箴石汤火所施。"唐代颜师古注："石，谓砭石，即石箴也。古者攻病则有砭，今其术绝矣。"考古出土文献中关于砭石的记载主要见于马王堆帛书《脉法》、《五十二病方》、张家山汉简《脉书》，此外在甲骨文中也能找到相应的线索。马王堆帛书和张家山汉简的成书年代均早于《黄帝内经》。马王堆帛书《脉法》因残损过多，无法通读，而张家山汉简《脉法》则保存较好，两者关于砭石的内容大致相同，对照张家山汉简，可将马王堆帛书《脉法》基本补足。补足后的马王堆帛书《脉法》云："用砭启脉者必如是，痈肿有脓，则称其小大而为之砭。砭有四害：脓深砭浅，谓之不逮，一害；脓浅而砭深，谓之过，二害；脓大而砭小，谓之潋，潋者恶不毕，三害；脓小而砭大，谓之泛，泛者伤良肉也，四害。"

砭石疗法的考古学研究

　　湖南长沙马王堆西汉古墓出土的帛书古医籍《五十二病方》中有"燔小隋（椭）石，淬中，以熨"之语。说明砭石在上古可用于按摩和热熨。其中《脉法》一书记载了一种用砭石开启经脉的砭石疗法，即"用砭启脉必如是，痈肿有脓，则称其大小而为之砭"，说明经脉与砭石疗法有着密切的关系。梁代金息候《砭经》记载有球形砭石。先用水温法、火煨法或藏身法加热，然后用以热熨人体。这些加热法与原始人最早熟食加热的方法很类似。1964年，湖南长沙战国墓中出土一扁圆形石器，两端有琢磨痕和火烧痕，一面光滑如镜。据考证认为即属熨法所用砭石，而按摩所用砭石一般为磨制成卵圆形的石器。1964年，湖南益阳桃博战国墓中出土的一凹形圆石，凹槽中可纳入一手指，经鉴定认为是原始按摩工具。1972年，河南新郑县郑韩故城遗址出土的砭石，一端呈卵圆形可以用作按摩，另一端呈三棱形可以用作刺破皮肤排放脓血。砭石当时的另一主要功用，则是切开脓肿，或切除赘瘤，即最早的手术刀，而且在相当长的时期内都是作为外科治疗工具而存在的。《管子·法法》中有"毋赦者痤雎疽之砭石也"。《战国策·秦策》记载"医扁鹊见秦武王，武王示之病。扁鹊请除。左右曰：君之病在耳之前，目之下，除之未必已也。将使耳不聪，目不明。君以告扁鹊，扁鹊怒而投其石曰：君与知之者谋之，而与不知者败之，使此知秦国之政也"。这里所投之石当然是砭石。如果是针刺的"石针"就不会是"除之"仅仅是点刺，也不会顾虑伤及眼或耳。所以秦武王面部的病当为赘瘤类，扁鹊准备用砭石切除它。这种砭石的形制似乎扁平锐缘，如刀如砭镰，韩愈《苦寒》诗有"铭刃甚割"句可证为镰状砭石。《韩非子·安危》中的"闻古扁鹊之治其病也，以刀刺骨"，又可证砭石如刀且有尖刺。《灵枢·玉版》"故其已成脓血者，其惟砭石钗锋之所取也"也是以白刃刀剑比喻。可见砭形必如刀剑，有薄锐之刃。《灵枢·九针论》"五曰铍针，取法于剑锋，广二分半，长四寸，主大痈脓。两热争者也"已从同形状的砭石发展为金属之制。1965年，湖南华容县长岗庙新石器时代遗址中出土三件磨制精细的锛状石器，三件都是单面斜刃，刃口锐利，作为砭石用，可以切开皮肉。1974年，云南古大理国境内的一个宝塔塔基中出土一件磨制精细的砭石，石质细密光洁，长4.7cm，宽3cm，下端有刃，两侧有明显的用手握持的痕迹，显然是用于切割治疗。1955年，郑州商代遗址出土一件玉质剑状砭石，与古代九针中的"铍针"外形相似。1973年，河北省藁城台西村商代遗址第14号墓葬出土的砭镰，形制与用于农业生产的石镰大体一致，长20cm，最宽处5.4cm。山东日照两城镇龙山文化遗址中发现的两枚锥形砭石，其中一枚粗端为三棱锥形，细端为圆锥体；另一枚尖端为长而锐利的三棱锥体。1963年，内蒙古多伦旗头道洼新石器时代遗址中出土了一根磨制石针，针长4.5cm，中间手持部位为四棱形，一端扁平有半圆形刃，可用于切开痈肿；另一端呈锥状，可作针刺之用。经鉴定，此石针被确认为针刺的原始工具——砭石。1966年湖南长沙接驾岭新石器时代遗址中出土一件石刀，长约6cm，宽约2.3cm，其上有一圆孔，可用来切开皮肉。从这些经常列举的实物来看，砭石的形制有镰状、锥状、针状、剑状、锛状、刀状等多种。需要说明的是，这些被确认为砭石的石器，在形制上与其他普通石器并无多大差别，学者们在确认砭石时，一般并不阐述详细理由，其主要依据是石器本身的形制和功能，大凡具有锐利的尖锋或锋利的刃口，适合锥刺或切割的石器，都有可能是砭石。

砭石疗法的现代研究

对泗滨浮磬（石）的形成，科学家们进行了较为合理可信的分析和推论。根据泗滨浮石的理化检测结果，中国地震局科学家考证和对产地的地质勘查后科学家提出陨星撞击说，"深海沉积-陆地抬升-陨石冲击-等离子渗透"的泗滨浮磬（石）成因假说。在5亿5000万年前古生代寒武纪到奥陶纪形成的深海沉积石灰岩，随造山运动抬升出海面形成高山。距今6500万年前白垩纪末期有一直径为10km的陨星击中华东地区，陨星爆炸使地表灰岩剥离飞入空中，在爆炸产生的高温、高压、等离子体环境中石灰岩与星际物质相互渗透、交融，最后落在地表，形成浮石。泗滨浮石是我国最早被命名的石材，用它制成的磬（古代供皇家专享的乐器、法器、神器）称泗滨浮磬，在4000多年前就是贡品，用它制成的医疗工具即是砭石。看来，具有特异性质的（微晶变质灰岩）泗滨浮石真是天地造化之杰作！

（一）泗滨浮石的主要成分

天然砭石的主要成分是一种称为"微晶灰岩"的矿物质，其中最多的是锶、氧化钙，其次是氧化硅、氧化钠等，还有铝、铁、镁、磷等多种元素，微量元素及稀土元素含有铬、锰、镍、铜、钇等超过36种对人体有益的元素，放射性物质含量极微。同时部分砭石中含有铜、铁等金属物质，致使砭石会呈现灰黑色以外的红、黄、绿等颜色。总的来说，合格的砭石对人体有益无害，是制作中医医疗器械的上品。

（二）泗滨浮石的超声波特质

超声刺激有较深的穿透性。国内外的研究表明，超声波对人体有疏通经络、改善微循环等作用。砭石每摩擦人体一次就能产生有益于身体健康的超声波脉冲，平均超声波脉冲次数可达3708次，频率范围为2万~400万Hz，高于其他玉石所能发射的超声波，是所有材质之首。而适量的良性的超声波作用于人体可以产生以下的作用。

（1）按摩作用　即超声波可使细胞出现微小的运动，改变病变细胞的状态，达到治病的目的。

（2）热作用　人体吸收超声波的能量后，皮肤的血液循环加快，可出现发热反应，所产生的热量具有镇痛、缓解肌肉痉挛等作用。

（3）生物学作用　即超声波可影响人体内某些化学或生物学的变化过程，改变酶的活性等，从而改变人体内的代谢环境和状态，使疾病向好的方向转化。

（4）对神经系统作用　小剂量的超声波，可使神经的传导速度减慢，对神经有抑制作用，从而具有明显的镇痛作用。

（5）其他作用　超声波可增加胃肠道蠕动；使心脏的冠状动脉扩张，改善心肌的血液供应；可使肾血管扩张，增加肾脏血流量。

由此可见，泗滨浮石良好的超声波特性，使它成为一种非常优良的纯天然养生用品。

（三）泗滨浮石的远红外特质

砭石有奇异的能量场，作用于人体皮肤表明可产生极远红外辐射，其频带极宽，远红外频率可达范围为7~20μm。它能吸收人体的热量，再将这些能量转化成对人体有利的远红外线向人体辐射，可改善局部血液循环，降低肌张力，缓解肌痉挛。

（四）泗滨浮石的音乐声学特点

泗滨浮磬声音优美，为古代皇室贡品和法器，是用于音乐疗法的好乐器。正是由于砭石的这些特殊物理化性质，很适合将它作为治疗工具。

砭石器具

自从人们发现并逐渐认识到砭石的治疗作用以后，这种神奇的石头被制作成各种便于人们使用的样式，或者加入了现代高科技的成分，使砭石更适合现代人的使用，目前已逐渐地被人们认可并逐渐普及开来的砭石主要有以下几种。

1. 砭板（图1-1） 砭板是一种常用的多功能砭具。形状多样，常用的有鱼形和肾形两种。有大、中、小不同的规格。砭板的特点是两侧厚薄不一样。可用于刮法和擦法，还可用于感法、温法、凉法。鱼形砭板还可用于点法和划法。

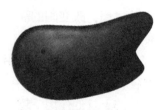

图1-1 砭板

2. 砭镰（图1-2） 砭镰一侧成弧形，另一侧成镰刀锐刃。长20cm，宽5.5cm，厚1.0cm，重150g。适用于刮法、

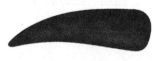

图1-2 砭镰

擦法、抹法、割法、划法、刺法。

3. 砭锥（图1-3） 将砭棒的一端磨成锥状即成砭锥。砭锥分为大小两种：大砭锥的尺度为2.8cm×12cm，重190g；小砭锥的尺度为1.5cm×10cm，重40g。砭锥形态和砭棒相似，可当砭棒使用。砭锥用于砭术的按穴点法，还可用于滚法和擦法。

4. 砭块（图1-4） 砭块是质量较大的长方体砭石块，有大中小三种规格：大砭块尺度为25cm×15cm×1.7cm，重1800g；中砭块尺度为24cm×12cm×1.7cm，重1400g；小砭块尺度为20cm×10cm×1.6cm，重900g。用途广泛，可用于感法、压法、擦法、叩法、温法、凉法，还可放在枕头下用其来医治头痛、失眠和高血压。最适宜用来治疗腰腹部疼痛。

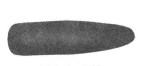

图1-3　砭锥

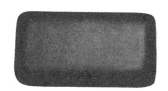

图1-4　砭块

5. 砭扣（图1-5） 砭扣是用泗滨浮石做成的纽扣，直径为2.2cm，厚0.2cm，重8g，中部有两个小孔，可用线缝在帽子或内衣上，也可用绳穿后挂在胸前当砭石佩使用，是组成多种砭石保健服饰的基本元件。

6. 砭棒（图1-6） 砭棒是圆柱形的砭石，直径为2.8cm，长度为12cm，重220g。特别适用于大面积的滚法，也可用于感法、压法、擦法、温法、凉法、叩法。

7. 砭梳（图1-7） 砭梳是用泗滨浮石做成的梳子。根据梳子具有多齿直接刺激头皮的原理，将泗滨浮石磨制成16齿或18齿的砭梳。通过直接接触头皮，使头上诸阳脉及其经穴受到刺激而起到治疗作用，砭梳可改善大脑缺氧状态，促进血液循环，治疗多种脑血管疾病，如高血压、头痛等。

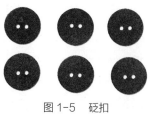

图 1-5　砭扣

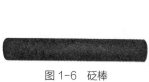

图 1-6　砭棒

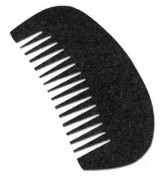

图 1-7　砭梳

8．砭轮（图1-8）　砭轮是一种圆饼形的砭具，直径为5cm，厚度为1cm，重50g。轮中间有一小孔，便于夹持，可用于擦法和刮法。

9．砭滚（图1-9）　砭滚是用泗滨浮石做成的滚动工具。滚动部分呈圆桶状，长6.5cm，最大直径为1.8cm。沿中轴线两端有小孔，可插入金属轴，安装在金属架上能转动自如。手柄也由泗滨浮石做成。砭滚全重90g左右，其主要用途是施行滚法。

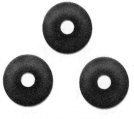

图 1-8　砭轮

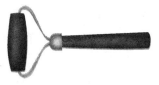

图 1-9　砭滚

10．砭球（图1-10）　砭球是用泗滨浮石做成的球形砭具，直径为5.3cm，重210g。砭球是砭术失传后在民间一直流传的保健工具，俗称健身球。一般两个球一组，可在掌中玩。砭球除了用作健身外，还可在感法、压法、滚法、擦法、叩法、扭法、旋法、振法、温法、凉法等法中应用，特别是用砭球施叩法对消除疲劳有较好的效果。

11. 砭豆（图1-11） 砭豆是用泗滨浮石做成的砭粒。直径约1cm，磨去尖角锐棱以免刺伤皮肉。可将其填充枕头，也可将它放在地上，用足踏或滚动进行足底保健，又可将它放在小布口袋里，将布袋置于患处。

图1-10　砭球

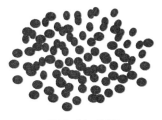

图1-11　砭豆

12. 砭佩（图1-12） 砭佩是用泗滨浮石做成的圆饼形饰物。佩上有一小孔，可以穿绳佩戴，感应时间长，效果较好。可用于气管炎、心脏疾患及胃部不适等。还可用于刮法和擦法。

13. 砭铲（图1-13） 是用泗滨浮石做成的长15cm、高1.5cm、宽1.2cm、上面平、根部3cm、尖端呈铲式的砭具。可用于铲法、划法。

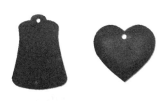

图1-12　砭佩

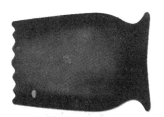

图1-13　砭铲

14. 砭尺（图1-14） 砭尺是用泗滨浮石做成长方体砭块，尺度为20cm×3cm×1.5cm，重量约为250g。可用于感法、压法、擦法、刮法、叩法、温法和凉法，也可用于自我保健。

图1-14　砭尺

15. 砭刀　砭刀是将新砭镰和砭锥融合而成，并增加了木手柄。全长24cm，砭锥呈等边三角形，厚度约1cm，另一端将砭板去掉两角，嵌插入木柄两端。砭板裸露部长8cm、宽4cm，锐缘在下方，头部呈圆形。可用于叩、拍、划、擦、抹、刺、刮、剁等法。小孩、老人和骨质疏松者禁用叩法和剁法。

16. 磁砭　磁砭是将砭石疗法与磁疗法配合应用。将磁片粘结在各种砭具上可制成磁砭块、磁砭砧、磁砭板、磁砭锥等。

17. 电热砭　将电热元件粘结在各种砭具上制成电热砭，如电热砭块、电热砭砧、电热砭板、电热砭锥等。使用前接通电源就能使砭块变热并长久保持温度。主要用于风寒湿三气杂至而形成的痹证。

18. 砭砧（图1-15）　砭砧形状为长方体，长8.5cm，宽5cm，厚1.8cm，重220g。可用于感法、压法、温法、凉法、擦法、叩法、刮法、揉法，砭砧的角可用于刺法和划法。

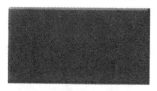

图1-15　砭砧

19. 椭圆砭石（图1-16）　椭圆砭石，长12cm，宽7cm，厚2cm，重250g。主要用于摩法、擦法、温法、叩法、刮法、揉法、凉法。临床治疗各科疾病，经筋疾病首先施揉法以行气活血，散瘀解肌。

20. 泗滨浮石首饰（图1-17）　用泗滨浮石制作的首饰有项链、手链、手镯等。佩戴泗滨浮石既有美感，又能保健美容。

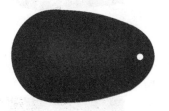

图1-16　椭圆砭石

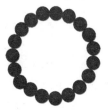

图1-17　泗滨浮石首饰

21. 石琴　石琴已广泛应用于音乐疗法，并取得了明显效果。

砭石疗法的基本操作方法

（一）温度法

1. 温法　以加热后的砭具直接或间接地置于人体体表，有散寒活血的作用。

临床应用：温法主要针对脏腑虚证，以及经络的风寒湿三气杂至而为痹证或虚证。

2. 凉法　将砭具放置在冷水或冰块中浸泡或放置在冰箱中使砭具变凉后取出擦干，再将砭具放在人体患处或穴位上。

临床应用：治疗实热证，在治疗腹水、腿部水肿、脊椎间盘脱出、急性充血水肿时可做25~30分钟的凉敷，配合利水中药，凉热交替可以收到非常好的效果。

（二）感应法

1. 红外感应　砭具具有超声波作用，频率在20~2000KHz之间，远红外线效应也很好，将砭石置于人体体表，达到对人体的治疗作用。一般而言，直接接触皮肤比间接效果好，有人将砭石固定在穴位上（如百会穴），可以很快心静入眠。也有人将砭石挂在膻中穴，克制心悸。

2. 声音感应　叩击泗滨浮磬时除发出好听的声音外，还可发出频率为20~2000KHz的超声波。术者或患者敲击砭琴、砭磬，使之发出优美动听的音乐，患者听后精神得以愉悦，心理状态得到改善。多用于情绪焦躁、精神紧张的患者，如抑郁症、焦虑症、恐惧症、失眠、高血压等精神心理疾病的患者。

（三）手法操作

1. 按法（图1-18）　将砭具平面置于体表，用单手或双手加以压力。施术时将其与人体接触，然后向肌体深组织由浅入深的加按压，至患者产生胀、麻、痛感，使感觉传导。紧按慢提为补法，紧按速提为泻法。即在患者感到微痛或酸麻沉胀的基础上采取紧按慢提法，可出现循经感传，导致砭至病所，在不离开皮肤的情况下反复操作称为补法；将砭具向肌体深组织由浅入深的加按压，在患者感到微痛或酸麻沉胀的基础上，快速向外提砭具，在不离开皮肤的情况下反复操作称为泻法。

临床应用：有行气活血、开通滞塞、镇静安神、调整脏腑功能等作用。头痛、胃痛、肢体疼痛、麻木不仁等各种疾病可用本法治疗。

2. 点法（图1-19）用砭角在穴位或病变局部点刺。用砭角点在穴位，逐渐加大力量，压深部肌肉的痛点。缓缓施力点穴再松开为补法。

临床应用：本法刺激很强，要根据患者的具体情况和病情酌情用力。常用在肌肉较薄的骨缝处和全身穴位。

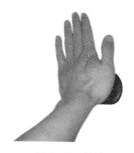

图1-18　按法

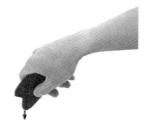

图1-19　点法

3. 夹法（图1-20）用双手各拿一个砭具对人体肌肉或脊柱固定夹住。

临床应用：本法用于头部、颈项部、肢体，具有疏经解肌、通经活络的作用。用砭具固定夹法可治疗脊柱侧弯。

4. 旋法（图1-21）用砭具角处压住穴位，将砭具左右、旋转扭动。操作时强度要根据患者的承受力决定，还要考虑部位，腰腹部在痛点上逐渐扭转加压使刺激力度增强。肢体肿胀疼痛，可在逐渐加压的基础上向左右前后扭转。

临床应用：本法主要用深部按摩手法，以活血化瘀、消肿散滞，治疗内脏疾病如脾胃虚寒、胃脘痛，并利用砭具远红外线效应温补内脏俞募穴以补虚祛寒，改善脏腑的功能。

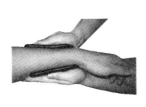

图 1-20 夹法

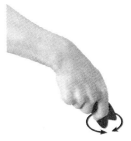

图 1-21 旋法

5. 滚法（图1-22）用砭具在患者身上滚动的操作方法。

临床应用：本法压力大，接触面积也较大，故多用于肩背腰臀及四肢等肌肉较丰满的部位。本法具有舒筋活血、滑利关节、缓解肌肉带痉挛、促进血液循环、消除疲劳的作用，对风湿疼痛、麻木不仁、肢体瘫痪、运动功能障碍常使用本法。

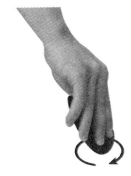

图 1-22 滚法

6. 拨法（图1-23）用砭板尾角部或砭擀指尖部弹拨的操作方法。用砭板尾角部或砭擀指尖部弹拨肌肉中的结节或条索状物，可以先在肌肉结节或条索状物上用穿刺法，然后再拨，最后用温砭温敷相应部位。

临床应用：用于脏腑背部疾病，多用于肩周炎、上下肢肌肉粘连等。

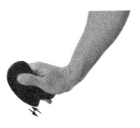

图 1-23 拨法

7. 摩法（图1-24） 以砭具平面或侧棱在体表做环旋移动。常用于腹部。顺时针为补，逆时针为泻。

临床应用：本法刺激柔和轻软，治疗效果很好，有和中理气、消积导滞、祛瘀止痛等作用，对脏腑疼痛、食积胀满、气滞应用本法治疗，特别是对调节胃肠功能、治疗便秘效果尤佳。

8. 推法（图1-25） 以手将砭具按压于体表，做直线单向运动，用力要稳，速度缓慢均匀。

临床应用：主要用于腰背、四肢部。在背俞穴上施推法，以检查阳性物、结节、压痛点、索状物。两手各拿一砭板在前额正中线施分推法。两手各拿一砭板在季胁部由背向前做推法以疏肝利胆；或从季胁向背部做推法以活血养肝。

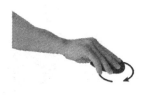

图1-24 摩法

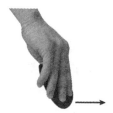

图1-25 推法

9. 抹法（图1-26） 使砭具的缘部紧贴皮肤，做上下或左右往返移动称抹法。

临床应用：一般用在头面、颈部桥弓、手足心等部位。双砭平放，动作要轻揉。对头晕、头昏、头痛及颈项强痛等症常用本法配合治疗，可以收到活血化瘀的功效。

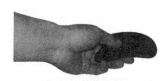

图1-26 抹法

10. 刺法（图1-27） 用砭针直接在穴位上刺的方法称刺法。

临床应用：用砭针直接在穴位上刺，不会弄破皮肤，特别需要时也可用专用的砭针、砭具，使皮下渗出组织液而不出血。适用于白血病。

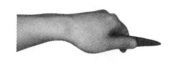

图1-27 刺法

砭石
疗法治百病

018

11．振法（图1-28） 平放砭具或使用某一角，双手做有节律的上下振动。

临床应用：施压过程中加上振法，可使震颤传至肌体内深部，有助于体内组织自我调整。对于前列腺或妇科疾病，在八髎穴做此法效果较好。

12．刮法（图1-29） 利用砭具侧棱刮擦皮肤表面的治疗方法称刮法，与刮痧类似。

临床应用：刮法分为直接刮法、间接刮法和刮痧法。使用带刃的砭铲刮时，为了避免伤及皮肉，在人体被刮部位垫上布等，实施间接刮法。刮法具有宣散郁火、疏通经气、提神醒脑、镇静安眠的作用。刮法在头部可醒脑安神，清头明目，增加头脑供血，改善头晕、头昏。

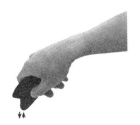

图1-28　振法

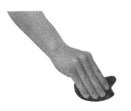

图1-29　刮法

13．叩法（图1-30） 用砭具有节奏的叩击拍打躯体。

临床应用：常用于肩颈、腰背、四肢等肌肉丰厚处。强度视情况而定，臀部肌肉丰厚处可加一定的力度。只要施术合理，患处能迅速舒经活络、调和气血、解痉止痛。凡是头部、心脏部、骨处严禁使用叩法。

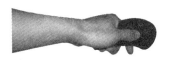

图1-30　叩法

14．划法（图1-31） 应用砭具在相关经脉循行线上做循经划法。使用砭

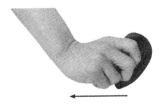

图1-31　划法

具边面接触皮肉面积较小，压力大、刺激强，排泄毒素较好。

临床应用：首先根据辨证，分辨出病证的虚实，按虚实之不同，治疗内脏各疾病，在其相关的经脉循行线上，按照"虚者补之、实者泻之"的原则，循经原则一般顺经为补，逆经为泻，快速为泻，慢速为补。当虚多补，顺经脉气血运行方向轻而慢划而行，阴向上划，阳向下划；做泻法时，以较强的压力快速划之，可收快速排毒宣热的效果。在脑卒中恢复期，采用缓划，可起到疏通经络、活血行气的作用，效果较为理想。

15. 揉法（图1-32）以砭具平面或砭尖按在人体或穴位表面，使皮下组织随手而旋动。

临床应用：可用于全身各部，常用于脘腹痛、胸闷胁痛、泄泻、便秘等胃肠疾患，以及因外伤引起的红肿疼痛、大小不同的软组织损伤等症。本法具有宽胸理气、消积导滞、活血祛瘀、消肿止痛等作用。

16. 擦法（图1-33）用砭具在皮肤上向一个固定方向上适度用力称为擦法。砭具用的是泗滨浮石，其微晶结构研磨后，表面十分光滑，摩擦起来使人十分舒服，不会有什么痛感。施术时以砭具在皮肤上滑行摩擦。

临床应用：擦法具有活血散瘀、消肿止痛、补虚泻实、调和气血、温经通络、健脾和胃等作用，可用于内脏虚损、积滞及血气运行功能失常的病证。关节扭挫伤，出现肿胀、瘀血疼痛等，在局部擦法，向回心血流的方向擦。经络病证，根据虚则补之，实则泻之；迎而夺之为泻，顺而济之为补的原则应用擦法。以逆经的血气运行方向的擦法为泻法，以顺经的血气运行方向的擦法为补法。多用于胸胁及腹部，肩背腰及下肢部等都可应用擦法。

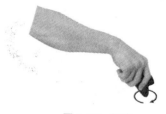

图1-32　揉法

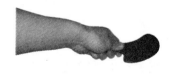

图1-33　擦法

17. 拍法（图1-34） 拍法是指医者手持砭角拍击人体体表经络穴位的一种治疗方法，多在肌肉丰满处，如腋窝、肘内侧、环跳、委中、风市、梁丘等处施以拍法，力度由轻到重，拍至红润为宜。

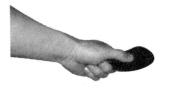

图1-34 拍法

临床应用：能更有效的疏通经络、活化气血循环，是最常用的治疗方法之一，广泛用于疏通四肢各大经络，拔毒祛瘀、软坚散结，治疗各种顽固性疾病。

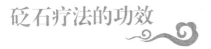

砭石疗法的功效

（一）温助阳气，养筋荣脉

泗滨浮石有独特的感应增温效应，当把它固定在距体表5cm以内时，可在半小时内引起所在部位的体表温度上升0.5℃~2℃，而且泗滨浮石可发出能量峰值在宽达8~15μm波长范围的远红外辐射。泗滨浮石性质温润，与人体接触中可以温补鼓舞体内阳气，"阳气者，精则养神，柔则养筋"，因此对慢性神经肌肉病变所致气血亏耗、不荣筋脉等证有良好的治疗作用。

（二）宣导气血，疏通经络

泗滨浮石有较强的推动气血运行的作用，在中或轻度力量手法的作用下，砭石疗法就表现出很好的行气活血的效果。科学实验表明，泗滨浮石与人体的每一下摩擦即可产生频率在20~2000kHz的超声波脉冲3698次，与之相比，木鱼石可产生频率在20~1000kHz的超声波脉冲2480次，用作刮痧的水牛角可产生频率在20~200kHz的超声波脉冲353次。这可能是泗滨浮石宣导气血、疏通经络的主要机制之一。因此，新砭石疗法适用于治疗以气血阻滞、经络不通为主证的疾病，如颈腰椎病、血管神经性头痛、软组织损伤导致的痛症等。

（三）逐寒祛湿，消痹止痛

《砭经》一书中提出"砭治之效，惟动与热。必使热力直达病处，透脉彻络，周流通畅，始收砭治之效"。用砭石按摩、温熨经络，可使肌体温度提高1℃～2℃，排除体内病气、邪恶气、寒气，达到周身通泰、祛病强身，对风湿类疾病效果良好。一般有风湿证候的患者，在每次治疗中很快就会感觉砭石作用部位发热，疼痛减轻，并且砭石治疗对这类疾病疗效巩固。

（四）祛瘀止痛，清热消肿

泗滨浮石对红、肿、热、痛的炎症反应及碰撞、扭挫伤表现出良好的治疗作用。因为砭石含有天然的能量信息，特别是超声波在人体上按摩可产生20～200kHz的超声波脉冲，穿透率达92.8%，可迅速通经络，产生温热效应，细胞分子被活化，处于高能状态，加速血液循环，在实热或瘀热证中，泗滨浮石可以吸收机体发出的过多的热量，并将其转化为对人体有益的远红外辐射。

（五）潜阳安神，止悸定惊

泗滨浮石具有石类重镇沉降之性，用于外治可以收安神定惊之效。

砭石疗法的注意事项

（1）要循经而行。在经络与穴位的选择上，宁失其穴，不失其经，打通一条经络，对其经络穴位上的疾病均可得到治疗。

（2）对全息点和反射区部位，实行区域疗法，不仅是物理刺激，更重要的是它有极丰富的能量信息场，含有远红外线和极强的超声波穿透力，可以迅速通达经络、活血化瘀、祛除疼痛，特别适用于手、足、耳等反射区，可起到特殊的功效。

（3）在治疗的过程中可以几种治疗方法并用，实行双向调节。在砭具的选择上：薄泻厚补、锐泻钝补，即用砭具薄刃、锐角治疗是泻法，用厚刃、钝角治疗是补法。在治疗的速度上：动泻静补、快泻慢补，即快速刮、擦是泻法，慢速刮、擦是补法。在治疗的方向上：逆泻顺补、上泻下补，即逆经为泻，顺经为补。在治疗的温度上：凉泻温补、先泻后补，即用凉法是泻，用温法是补，一般情况先泻后补，达到阴阳平衡，阴平阳秘。

（4）对治疗禁忌证要注意，头部及心脏附近不能用叩法、振法；孕妇在腹部不能做治疗；老弱患者不能用凉法，温度要适中，力度要适中，有内伤、内出血的患者禁用。特别注意不论用什么方法治疗后都要喝一杯温开水，注意保暖，防风。因用砭石治疗后毛细血管全张开了，喝温开水以利尿排毒，保暖以防邪风入内，否则会造成新的伤害。

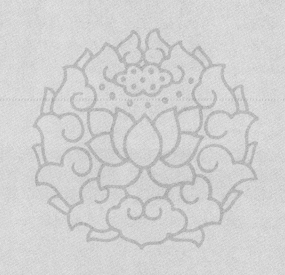

第二章

人体穴位定位与主治

手太阴肺经经穴

1. 中府（Zhōngfǔ）（LU 1）

【标准定位】在胸部，横平第1肋间隙，锁骨下窝外侧，前正中线旁开6寸。

【主治】胸肺疾患：咳嗽，气喘，咳吐脓血，胸膈胀满。

2. 云门（Yúnmén）（LU 2）

【标准定位】在胸部，锁骨下窝凹陷中，肩胛骨喙突内缘，前正中线旁开6寸。

【主治】呼吸系统疾病：咳嗽，气喘，胸痛。其他：肩痛。

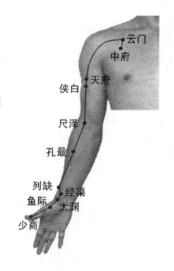

图2-1 肺经穴位图

3. 天府（Tiānfǔ）（LU 3）

【标准定位】在臂前区，腋前纹头下3寸，肱二头肌桡侧缘处。

【主治】呼吸系统疾病：咳嗽，气喘。

4. 侠白（Xiábái）（LU 4）

【标准定位】在臂前区，腋前纹头下4寸，肱二头肌桡侧缘处。

【主治】呼吸系统疾病：咳嗽，气喘，烦满。其他：上臂内侧神经痛。

5. 尺泽（Chǐzé）（LU 5）

【标准定位】在肘区，肘横纹上，肱二头肌腱桡侧缘凹陷中。

【主治】肺部疾患：咳嗽，气喘，咯血，胸部胀满。其他：咽喉肿痛，小儿惊风，吐泻，绞肠痧，肘臂挛痛。

6. 孔最（Kǒngzuì）（LU 6）

【标准定位】在前臂前区，腕掌侧远端横纹上7寸，尺泽与太渊连线上。

【主治】血系疾患：咯血，衄血。

7. 列缺（Lièquē）（LU 7）

【标准定位】在前臂，腕掌侧远端横纹上1.5寸，拇短伸肌腱与拇长展肌腱之间，拇长展肌腱沟的凹陷。

【主治】肺系疾患：咳嗽，气喘，少气不足以息。其他：偏正头痛，项强，咽喉痛。

8. 经渠（Jīngqú）（LU 8）

【标准定位】在前臂前区，腕掌侧远端横纹上1寸，桡骨茎突与桡动脉之间。

【主治】肺系疾患：咳嗽，气喘，喉痹，胸部胀满，胸背痛。其他：掌中热，无脉症。

9. 太渊（Tàiyuān）（LU 9）

【标准定位】在腕前区，桡骨茎突与舟状骨之间，拇长展肌腱尺侧凹陷中。

【主治】无脉症。

10. 鱼际（Yújì）（LU 10）

【标准定位】在手外侧，第1掌骨桡侧中点赤白肉际处。

【主治】咽喉肿痛。

11. 少商（Shàoshāng）（LU 11）

【标准定位】在手指，拇指末节桡侧，指甲根角侧上方0.1寸（指寸）。

【主治】肺系疾患：喉痹。其他：中风昏迷，小儿惊风，热病，中暑呕吐。

此经穴位见图2-1。

手阳明大肠经经穴

1. 商阳（Shāngyáng）（LI 1）

【标准定位】在手指，食指末节桡侧，指甲根角侧上方0.1寸（指寸）。

【主治】喉痹，昏厥，中风昏迷，热病汗不出。

2. 二间（Èrjiān）（LI 2）

【标准定位】在手指，第2掌指关节桡侧远端赤白肉际处。

【主治】喉痹。

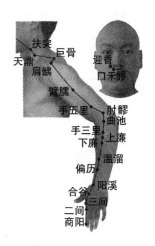

图2-2　大肠经穴位图

3. 三间（Sānjiān）（LI 3）

【标准定位】在手指，第2掌指关节桡侧近端凹陷中。

【主治】咽喉肿痛，身热胸闷。

4. 合谷（Hégǔ）（LI 4）

【标准定位】在手背，第2掌骨桡侧的中点处。

【主治】头痛目眩，鼻塞，鼻出血，鼻渊，耳聋耳鸣，目赤肿痛，眼睑下垂，牙痛，龈肿，咽喉肿痛，口疮，口噤，口眼㖞斜，舌痛，胃腹痛，便秘，痢疾，月经不调，痛经，经闭，滞产，胎衣不下，恶露不止，乳少。其他：瘾疹，皮肤瘙痒，荨麻疹，热病无汗。止痛要穴。化痰要穴。

5. 阳溪（Yángxī）（LI 5）

【标准定位】在腕区，腕背侧远端横纹桡侧，桡骨茎突远端，解剖学"鼻咽窝"凹陷中。

【主治】目赤肿痛，热病心烦。

6. 偏历（Piānlì）（LI 6）

【标准定位】在前臂，腕背侧远端横纹上3寸，阳溪与曲池连线上。

【主治】耳聋，耳鸣，鼻出血，肠鸣腹痛。

7. 温溜（Wēnliū）（LI 7）

【标准定位】在前臂，腕横纹上5寸，阳溪与曲池连线上。

【主治】寒热头痛，面赤肿，口舌痛。

8. 下廉（Xiàlián）（LI 8）

【标准定位】在前臂，肘横纹下4寸，阳溪与曲池连线上。

【主治】胃肠疾患：腹痛，腹胀。其他：上肢不遂，手肘肩无力。

9. 上廉（Shànglián）（LI 9）

【标准定位】在前臂，肘横纹下3寸，阳溪与曲池连线上。

【主治】胃肠疾患：腹痛，腹胀，吐泻，肠鸣。其他：手臂肩膊肿痛，上肢不遂。

10. 手三里（Shǒusānlǐ）（LI 10）

【标准定位】在前臂，肘横纹下2寸，阳溪与曲池连线上。

【主治】胃肠疾患，腹痛。其他：手臂肿痛，上肢不遂。

11. 曲池（Qūchí）（LI 11）

【标准定位】在肘区，尺泽与肱骨外上髁连线的中点处。

【主治】外感疾患：咽喉肿痛，咳嗽，气喘，热病。胃肠疾患：腹痛，吐泻，痢疾，肠痛，便秘。头面疾患：齿痛，目赤痛，目不明。皮肤病：疮，疖，瘾疹，丹毒。神志疾患：心中烦满，癫狂，善惊，头痛。其他：手臂肿痛，上肢不遂，手肘肩无力，臂神经疼痛，高血压。

12. 肘髎（Zhǒuliáo）（LI 12）

【标准定位】在肘区，肱骨外上髁上缘，髁上嵴的前缘。
【主治】肩臂肘疼痛，上肢麻木，拘挛，嗜卧。

13. 手五里（Shǒuwǔlǐ）（LI 13）

【标准定位】在臂部，肘横纹上3寸，曲池与肩髃连线上。
【主治】手臂肿痛，上肢不遂，疟疾，瘰疬。

14. 臂臑（Bìnào）（LI 14）

【标准定位】在臂部，曲池上7寸，三角肌前缘处。
【主治】瘰疬。

15. 肩髃（Jiānyú）（LI 15）

【标准定位】在肩峰前下方，当肩峰与肱骨大结节之间凹陷处。
【主治】上肢疾患：肩臂痛，手臂挛急，肩痛，半身不遂。

16. 巨骨（Jùgǔ）（LI 16）

【标准定位】在肩胛区，锁骨肩峰端与肩胛冈之间凹陷中。
【主治】上肢疾患：肩臂痛，手臂挛急，半身不遂。

17. 天鼎（Tiāndǐng）（LI 17）

【标准定位】在颈部，横平环状软骨，胸锁乳突肌后缘。
【主治】呼吸系统疾病：咳嗽，气喘，咽喉肿痛，暴喑。其他：瘰疬，诸瘿，梅核气。

砭石
疗法治百病

18. 扶突（Fútū）（LI 18）

【标准定位】在胸锁乳突区，横平喉结，当胸锁乳突肌的前、后缘中间。

【主治】呼吸系统疾病：咳嗽，气喘，咽喉肿痛，暴喑。其他：瘰疬，诸瘿，梅核气，呃逆。

19. 口禾髎（Kǒuhéliáo）（LI 19）

【标准定位】在面部，横平人中沟上1/3与下2/3交点，鼻孔外缘直下。

【主治】鼻塞流涕，鼻出血，口㖞。

20. 迎香（Yíngxiāng）（LI 20）

【标准定位】在面部，鼻翼外缘中点，鼻唇沟中。

【主治】鼻部疾患：鼻塞，不闻香臭，鼻出血，鼻渊。其他：胆道蛔虫。

此经穴位见图2-2。

足阳明胃经经穴

1. 承泣（Chéngqì）（ST 1）

【标准定位】在面部，眼球与眶下缘之间，瞳孔直下。

【主治】面目疾患：目赤肿痛，迎风流泪，口眼㖞斜。

2. 四白（Sìbái）（ST 2）

【标准定位】在面部，眶下孔处。

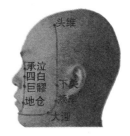

图2-3　胃经头面部穴位图

【主治】目赤痛痒，迎风流泪，眼睑瞤动，口眼㖞斜。

3. 巨髎（Jùliáo）（ST 3）

【标准定位】在面部，横平鼻翼下缘，瞳孔直下。

【主治】口眼㖞斜，眼睑瞤动，鼻出血。

4. 地仓（Dìcāng）（ST 4）

【标准定位】在面部，当口角旁开0.4寸（指寸）。

【主治】口角㖞斜，流涎，眼睑瞤动。

5. 大迎（Dàyíng）（ST 5）

【标准定位】在面部，下颌角前方，咬肌附着部的前缘凹陷中，面动脉搏动处。

【主治】口角㖞斜，失音。

6. 颊车（Jiáchē）（ST 6）

【标准定位】在面部，下颌角前上方一横指（中指）。

【主治】口眼㖞斜，牙关紧闭，齿痛。

7. 下关（Xiàguān）（ST 7）

【标准定位】在面部，颧弓下缘中央与下颌切迹之间凹陷处。

【主治】口眼㖞斜，齿痛，口噤。

8. 头维（Tóuwéi）（ST 8）

【标准定位】在头部，额角发际直上0.5寸，头正中线旁开4.5寸处。

【主治】偏正头痛，目眩。

9. 人迎（Rényíng）（ST 9）

【标准定位】在颈部，横平喉结，胸锁乳突肌前缘，颈总动脉搏动处。

【主治】胸满气逆，咽喉肿痛，瘰疬，高血压。

10. 水突（Shuǐtū）（ST 10）

【标准定位】在颈部，横平环状软骨，胸锁乳突肌的前缘。
【主治】呼吸喘鸣，咽喉肿痛。

11. 气舍（Qìshè）（ST 11）

【标准定位】在胸锁乳突肌区，锁骨上小窝，锁骨胸骨端上缘，胸锁乳突肌的胸骨头与锁骨头中间的凹陷中。
【主治】呼吸喘鸣，咽喉肿痛。

12. 缺盆（Quēpén）（ST 12）

【标准定位】在颈外侧区，锁骨上大窝，锁骨上缘凹陷中，前正中线旁开4寸。
【主治】呼吸喘鸣，咽喉肿痛。

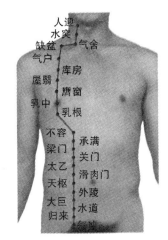

图 2-4 胃经胸腹部穴位图

13. 气户（Qìhù）（ST 13）

【标准定位】在胸部，锁骨下缘，前正中线旁开4寸。
【主治】呼吸喘鸣，咽喉肿痛。

14. 库房（Kùfáng）（ST 14）

【标准定位】在胸部，第1肋间隙，前正中线旁开4寸。
【主治】胸肺疾患：胸满气逆，呼吸喘鸣，胸胁胀痛，咳嗽喘息。

15. 屋翳（Wūyì）（ST 15）

【标准定位】在胸部，第2肋间隙，前正中线旁开4寸。
【主治】胸肺疾患：胸满气逆，呼吸喘鸣，胸胁胀痛，咳嗽喘息。

16. 膺窗（Yīngchuāng）（ST 16）

【标准定位】在胸部，第3肋间隙，前正中线旁开4寸。

【主治】胸肺疾患：胸满气逆，呼吸喘鸣，咳嗽喘息。其他：乳痈。

17. 乳中（Rǔzhōng）（ST 17）

【标准定位】在胸部，乳头中央。

【主治】现代常以此穴作为胸部取穴标志，不做针灸治疗。

18. 乳根（Rǔgēn）（ST 18）

【标准定位】在胸部，第5肋间隙，前正中线旁开4寸。

【主治】呼吸系统疾病：胸痛，胸闷，咳喘。其他：乳汁不足，乳痈，噎膈。

19. 不容（Bùróng）（ST 19）

【标准定位】在上腹部，脐中上6寸，前正中线旁开2寸。

【主治】消化系统疾病：腹胀，胃痛，呕吐，食欲不振。

20. 承满（Chéngmǎn）（ST 20）

【标准定位】在上腹部，脐中上5寸，前正中线旁开2寸。

【主治】消化系统疾病：胃痛，呕吐，腹胀，肠鸣，食欲不振等。

21. 梁门（Liángmén）（ST 21）

【标准定位】在上腹部，脐中上4寸，前正中线旁开2寸。

【主治】消化系统疾病：胃痛，呕吐，腹胀，肠鸣，食欲不振，便溏，呕血等。

22. 关门（Guānmén）（ST 22）

【标准定位】在上腹部，脐中上3寸，前正中线旁开2寸。

【主治】消化系统疾病：胃痛，呕吐，腹胀，肠鸣，食欲不振。

23. 太乙（Tàiyǐ）（ST 23）

【标准定位】在上腹部，脐中上2寸，前正中线旁开2寸。

【主治】消化系统疾病：胃痛，呕吐，腹胀，肠鸣，食欲不振。

24. 滑肉门（Huáròumén）（ST 24）

【标准定位】在上腹部，脐中上1寸，前正中线旁开2寸。

【主治】胃痛，呕吐，腹胀，肠鸣，食欲不振。

25. 天枢（Tiānshū）（ST 25）

【标准定位】在腹部，横平脐中，前正中线旁开2寸。

【主治】肠胃疾患：呕吐纳呆，腹胀肠鸣，绕脐切痛，脾泄不止，赤白痢疾，便秘。

26. 外陵（Wàilíng）（ST 26）

【标准定位】在下腹部，脐中下1寸，前正中线旁开2寸。

【主治】胃脘痛，腹痛，腹胀，疝气，痛经等。

27. 大巨（Dàjù）（ST 27）

【标准定位】在下腹部，脐中下2寸，前正中线旁开2寸。

【主治】便秘，腹痛，遗精，早泄，阳痿，疝气，小便不利。

28. 水道（Shuǐdào）（ST 28）

【标准定位】在下腹部，脐中下3寸，前正中线旁开2寸。

【主治】便秘，腹痛，小腹胀痛，痛经，小便不利。

29. 归来（Guīlái）（ST 29）

【标准定位】在下腹部，脐中下4寸，前下中线旁开2寸。

【主治】腹痛，阴睾上缩入腹，疝气，闭经，白带。

30. 气冲（Qìchōng）（ST 30）

【标准定位】在腹股沟区，耻骨联合上缘，前正中线旁开2寸，动脉搏动处。

【主治】阳痿，疝气，不孕，腹痛，月经不调。

31. 髀关（Bìguān）（ST 31）

【标准定位】在股前区，股直肌近端、缝匠肌与阔筋膜张肌3条肌肉之间凹陷中。

【主治】腰膝疼痛，下肢酸软麻木。

32. 伏兔（Fútù）（ST 32）

【标准定位】在股前区，髌底上6寸，髂前上棘与髌底外侧端的连线上。

【主治】腰膝疼痛，下肢酸软麻木，足麻不仁。

33. 阴市（Yīnshì）（ST 33）

【标准定位】在股前区，髌底上3寸，股直肌肌腱外侧缘。

【主治】腿膝冷痛，麻痹，下肢不遂。

34. 梁丘（Liángqiū）（ST 34）

【标准定位】在股前区，髌底上2寸，股外侧肌与股直肌肌腱之间。

【主治】胃脘疼痛，肠鸣泄泻，膝脚腰痛。

35. 犊鼻（Dúbí）（ST 35）

【标准定位】在膝前区，髌韧带外侧凹陷中。

【主治】膝部痛，膝脚腰痛，冷痹不仁。

36. 足三里（Zúsānlǐ）（ST 36）

【标准定位】在小腿前外侧，犊鼻下3寸，犊鼻与解溪连线上。

【主治】肚腹疾患：胃痛，呕吐，腹胀，肠鸣，消化不良，泄泻，便秘，痢疾，霍乱遗矢，痞积。心神疾患：心烦，心悸气短，不寐，癫狂，妄笑，中风。胸肺疾患：喘咳痰多，喘息，虚劳，咯血。泌尿系统疾患：小便不利，遗尿，疝气。妇人疾患：乳痈，妇人血晕，子痫，妊娠恶阻，赤白带下，痛经，滞产，产后腰痛，妇人脏躁。其他：膝胫酸痛，下肢不遂，脚气，水肿，头晕，鼻疾，耳鸣，眼目诸疾。强壮穴：真气不足，脏气虚惫，五劳七伤。

37. 上巨虚（Shàngjùxū）（ST 37）

【标准定位】在小腿外侧，犊鼻下3寸，犊鼻与解溪连线上。
【主治】泄泻，便秘，腹胀，肠鸣，肠痈。

38. 条口（Tiáokǒu）（ST 38）

【标准定位】在小腿外侧，犊鼻下8寸，犊鼻与解溪连线上。
【主治】肩背痛等。

39. 下巨虚（Xiàjùxū）（ST 39）

【标准定位】在小腿外侧，犊鼻下9寸，犊鼻与解溪连线上。
【主治】肠鸣腹痛。

40. 丰隆（Fēnglóng）（ST 40）

【标准定位】在小腿外侧，外踝尖上8寸，胫骨前肌的外缘。
【主治】脾胃疾患：痰涎，胃痛，大便难。神志疾患：癫狂，善笑，痫证，多寐，脏躁，梅核气。心胸肺疾患：咳逆，哮喘。

41. 解溪（Jiěxī）（ST 41）

【标准定位】在踝区，踝关节前面中央凹陷中，拇长伸肌腱与趾长伸肌腱之间。
【主治】踝关节及其周围软组织疾患。

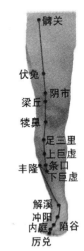

图2-5 胃经四肢部穴位图

42. 冲阳（Chōngyáng）（ST 42）

【标准定位】在足背，第2跖骨基底部与中间楔状骨关节处，可触及足背动脉。

【主治】善惊，狂疾。

43. 陷谷（Xiàngǔ）（ST 43）

【标准定位】在足背，第2、3跖骨间，第2跖趾关节近端凹陷中。

【主治】足背肿痛。

44. 内庭（Nèitíng）（ST 44）

【标准定位】在足背，第2、3趾间，趾蹼缘后方赤白肉际处。

【主治】胃肠疾患：腹痛，腹胀，泄泻，痢疾。头面疾患：齿痛，头面痛，喉痹，鼻出血。其他：壮热不退，心烦，失眠多梦，狂证，足背肿痛、趾跖关节痛。

45. 厉兑（Lìduì）（ST 45）

【标准定位】在足趾，第2趾末节外侧，趾甲根角侧后方0.1寸（指寸）。

【主治】梦多。

此经穴位见图2-3~图2-5。

足太阴脾经经穴

1. 隐白（Yǐnbái）（SP 1）

【标准定位】在足趾，大趾末节内侧，趾甲根角侧后方0.1寸（指寸）。

【主治】血证：月经过时不止，崩漏。脾胃疾患：腹胀，暴泄。为十三鬼穴之一，统治一切癫狂病和神志病。治疗血证效果较好。

2. 大都（Dàdū）（SP 2）

【标准定位】在足趾，第1跖趾关节远端赤白肉际凹陷中。
【主治】腹胀，腹痛，胃疼。

3. 太白（Tàibái）（SP 3）

【标准定位】在跖区，第1跖趾关节近端赤白肉际凹陷中。
【主治】胃痛，腹胀，腹痛，肠鸣，呕吐，泄泻。

4. 公孙（Gōngsūn）（SP 4）

【标准定位】在跖区，当第1跖骨底的前下缘赤白肉际处。
【主治】脾胃肠疾患：呕吐，腹痛，胃脘痛，肠鸣，泄泻，痢疾。

5. 商丘（Shāngqiū）（SP 5）

【标准定位】在踝区，内踝前下方，舟骨粗隆与内踝尖连线中点凹陷中。
【主治】两足无力，足踝痛。

6. 三阴交（Sānyīnjiāo）（SP 6）

【标准定位】在小腿内侧，内踝尖上3寸，胫骨内侧缘后际。
【主治】脾胃疾患：脾胃虚弱，肠鸣腹胀，腹痛，泄泻，胃痛、呕吐，呃逆，痢疾。妇人疾患：月经不调，崩漏，赤白带下，经闭，癥瘕，难产，不孕症，产后血晕，恶露不行。肝肾疾患：水肿，小便不利，遗尿，癃闭，阴挺，梦遗，遗精，阳痿，阴茎痛，疝气，睾丸缩腹。精神神经系统疾病：癫痫，失眠，小儿惊风。皮肤病：荨麻疹。本经脉所过部位的疾患：足痿痹痛，脚气，下肢神经痛或瘫痪。

7. 漏谷（Lòugǔ）（SP 7）

【标准定位】在小腿内侧，内踝尖上6寸，胫骨内侧缘后际。
【主治】肠鸣腹胀，腹痛，水肿，小便不利。

8. 地机（Dìjī）（SP 8）

【标准定位】在小腿内侧，阴陵泉下3寸，胫骨内侧缘后际。
【主治】腹胀腹痛，月经不调。

9. 阴陵泉（Yīnlíngquán）（SP 9）

【标准定位】在小腿内侧，胫骨内侧髁下缘与胫骨内侧缘之间的四陷中。
【主治】腹痛，腹胀，水肿，小便不利或失禁，遗尿。

10. 血海（Xuèhǎi）（SP 10）

【标准定位】在股前区，髌底内侧端上2寸，股内侧肌隆起处。
【主治】腹胀，月经不调，荨麻疹。

11. 箕门（Jīmén）（SP 11）

【标准定位】在股前区，髌底内侧端与冲门的连线上1/3与2/3交点，长收肌和缝匠肌交角的动脉搏动处。
【主治】小便不通，遗尿。

12. 冲门（Chōngmén）（SP 12）

【标准定位】在腹股沟区，腹股沟斜纹中，髂外动脉搏动处的外侧。
【主治】腹痛，腹胀，小便不利。

13. 府舍（Fǔshè）（SP 13）

【标准定位】在下腹部，脐中下4.3寸，前正中线旁开4寸。
【主治】腹痛，霍乱吐泻，疝气，腹满积聚。

14. 腹结（Fùjié）（SP 14）

【标准定位】在下腹部，脐中下1.3寸，前正中线旁开4寸。
【主治】绕脐腹痛，泄泻，疝气。

15. 大横（Dàhéng）（SP 15）

【标准定位】在腹部，脐中旁开4寸。

【主治】腹胀，腹痛，痢疾，泄泻，便秘。

16. 腹哀（Fùāi）（SP 16）

【标准定位】在上腹部，脐中上3寸，前正中线旁开4寸。

【主治】绕脐痛，消化不良，便秘，痢疾。

17. 食窦（Shídòu）（SP 17）

【标准定位】在胸部，第5肋间隙，前正中线旁开6寸。

【主治】胸胁胀痛，胸引背痛不得卧。

18. 天溪（Tiānxī）（SP 18）

【标准定位】在胸部，第4肋间隙，前正中线旁开6寸。

【主治】胸部疼痛，咳嗽，胸胁胀痛。

19. 胸乡（Xiōngxiāng）（SP 19）

【标准定位】在胸部，第3肋间隙，前正中线旁开6寸。

【主治】胸胁胀痛，咳嗽。

20. 周荣（Zhōuróng）（SP 20）

【标准定位】在胸部，第2肋间隙，前正中线旁开6寸。

【主治】胸胁胀满，胁肋痛，咳嗽。

21. 大包（Dàbāo）（SP 21）

【标准定位】在胸外侧区，第6肋间隙，在腋中线上。

【主治】胸胁痛，气喘。

此经穴位见图2-6、图2-7。

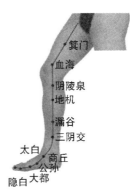

图2-6 脾经四肢部穴位图

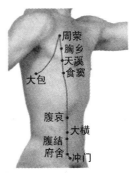

图2-7 脾经胸腹部穴位图

手少阴心经经穴

1. 极泉（Jíquán）(HT 1)

【标准定位】在腋区，腋窝中央，腋动脉搏动处。
【主治】心痛，四肢不举。

2. 青灵（Qīnglíng）(HT 2)

【标准定位】在臂前区，肘横纹上3寸，肱二头肌的内侧沟中。
【主治】头痛，肩臂痛。

3. 少海（Shàohǎi）(HT 3)

【标准定位】在肘前区，横平肘横纹，肱骨内上髁前缘。
【主治】心神疾患：心痛，癫狂，善笑，痫证。其他：暴喑，肘臂挛痛，麻木。

4. 灵道（Língdào）(HT 4)

【标准定位】在前臂前区，腕掌侧远端横纹上1.5寸，尺侧腕屈肌腱的桡侧缘。
【主治】心痛，手麻不仁。

5. 通里（Tōnglǐ）(HT 5)

【标准定位】在前臂前区，腕掌侧远端横纹上1寸，尺侧腕屈肌腱的桡侧缘。
【主治】心痛，头痛，头昏，盗汗。

6. 阴郄（Yīnxì）(HT 6)

【标准定位】在前臂前区，腕掌侧远端横纹上0.5寸，尺侧腕屈肌腱的桡侧缘。
【主治】心痛，盗汗，失语。

7. 神门（Shénmén）（HT 7）

【标准定位】在腕前区，腕掌侧远端横纹尺侧端，尺侧腕屈肌腱的桡侧缘。

【主治】心神疾患：心烦，善忘，不寐，痴呆，癫狂，痫证，头痛头昏，心痛，心悸，怔忡。其他：目眩，目黄，咽干，失音，手臂寒痛，麻木，喘逆上气，呕血，热病不嗜食。

8. 少府（Shàofǔ）（HT 8）

【标准定位】在手掌，横平第5掌指关节近端，第4、5掌骨之间。

【主治】心神疾患：心悸，胸痛，善笑，悲恐，善惊。其他：掌中热，手小指拘挛，臂神经痛。

9. 少冲（Shàochōng）（HT 9）

【标准定位】在手指，小指末节桡侧，指甲根角侧上方0.1寸（指寸）。

【主治】癫狂，热病，中风昏迷。

此经穴位见图2-8。

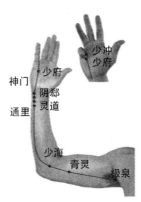

图2-8　心经穴位图

手太阳小肠经经穴

1. 少泽（Shàozé）（SI 1）

【标准定位】在手指，小指末节尺侧，距指甲根角侧上方0.1寸（指寸）。

【主治】中风昏迷，目生翳膜，产后无乳。

2. 前谷（Qiángǔ）（SI 2）

【标准定位】在手指，第5掌指关节尺侧远端赤白肉际凹陷中。

【主治】头项急痛，颈项不得回顾，臂痛不得举。

3. 后溪（Hòuxī）（SI 3）

【标准定位】在手内侧，第5掌指关节尺侧近端赤白肉际凹陷中。

【主治】外感疾患：热病汗不出，疟疾，黄疸。头面五官疾患：目痛泣出，目中白翳，目赤，目眩，耳鸣，耳聋，鼻塞不利，鼻出血，颊肿，咽肿喉痹。精神神经系统疾病：癫、狂、痫，脏躁，失眠，中风。本经脉所过部位的疾患：头项急痛，颈项不得回顾，颈肩部疼痛，肘臂小指拘急疼痛，身体不遂，臂痛不得举。其他：胸满腹胀，喘息，妇人产后无乳，疟疾。

4. 腕骨（Wàngǔ）（SI 4）

【标准定位】在腕区，第5掌骨基底与三角骨之间的赤白肉际凹陷处。

【主治】黄疸，消渴。

5. 阳谷（Yánggǔ）（SI 5）

【标准定位】在腕后区，尺骨茎突与三角骨之间的凹陷中。

【主治】头痛，臂、腕外侧痛。

6. 养老（Yǎnglǎo）（SI 6）

【标准定位】在前臂后区，腕背横纹上1寸，尺骨头桡侧凹陷中。

【主治】目视不明，急性腰痛。

7. 支正（Zhīzhèng）（SI 7）

【标准定位】在前臂后区，腕背侧远端横纹上5寸，尺骨尺侧与尺侧腕屈肌之间。

【主治】腰背酸痛，四肢无力。

8. 小海（Xiǎohǎi）（SI 8）

【标准定位】在肘后区，尺骨鹰嘴与肱骨内上髁之间凹陷中。

【主治】癫狂，痫证。

9. 肩贞（Jiānzhēn）（SI 9）

【标准定位】在肩胛区，肩关节后下方，腋后纹头直上1寸。

【主治】肩胛痛，手臂麻痛。

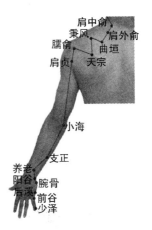

图2-9 小肠经四肢部穴位图

10. 臑俞（Nàoshū）（SI 10）

【标准定位】在肩胛区，腋后纹头直上，肩胛冈下缘凹陷中。

【主治】肩臂酸痛无力，肩肿，颈项瘰疬。

11. 天宗（Tiānzōng）（SI 11）

【标准定位】在肩胛区，肩胛冈中点与肩胛骨下角连线上1/3与2/3交点凹陷中。

【主治】肩胛痛，乳痈。

12. 秉风（Bǐngfēng）（SI 12）

【标准定位】在肩胛区，肩胛冈中点上方冈上窝中。

【主治】肩胛疼痛不举。

13. 曲垣（Qǔyuán）（SI 13）

【标准定位】在肩胛区，肩胛冈内侧端上缘凹陷中。

【主治】肩胛拘挛疼痛，肩胛疼痛不举，上肢酸麻，咳嗽等。

14. 肩外俞（Jiānwàishū）（SI 14）

【标准定位】在脊柱区，第1胸椎棘突下，后正中线旁开3寸。

【主治】肩背酸痛，颈项强急，上肢冷痛等。

15. 肩中俞（Jiānzhōngshū）（SI 15）

【标准定位】在脊柱区，第7颈椎棘突下，后正中线旁开2寸。

【主治】咳嗽，肩背酸痛，颈项强急。

16. 天窗（Tiānchuāng）（SI 16）

【标准定位】在颈部，横平喉结，胸锁乳突肌的后缘。

【主治】咽喉肿痛，暴喑不能言。

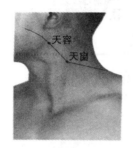

图2-10　小肠经颈部穴位图

17. 天容（Tiānróng）（SI 17）

【标准定位】在颈部，下颌角后方，胸锁乳突肌的前缘凹陷中。

【主治】咽喉肿痛，头项痛肿。

18. 颧髎（Quánliáo）（SI 18）

【标准定位】在面部，颧骨下缘，目外眦直下凹陷中。

【主治】面痛，眼睑瞤动，口㖞，龈肿齿痛。

19. 听宫（Tīnggōng）（SI 19）

【标准定位】在面部，耳屏正中与下颌骨髁突之间的凹陷中。

【主治】耳鸣，耳聋，聤耳。

此经穴位见图2-9~图2-11。

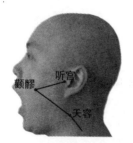

图2-11　小肠经头颈部穴位图

砭石疗法治百病

足太阳膀胱经经穴

1. 睛明（Jīngmíng）（BL 1）

【标准定位】在面部，目内眦内上方眶内侧壁凹陷中。

【主治】眼科疾病：目赤肿痛，迎风流泪，内眦痒痛，胬肉攀睛，目翳，目视不明，近视，夜盲，色盲等。其他：急性腰扭伤，坐骨神经痛。

2. 攒竹（Cuánzhú）（BL 2）

【标准定位】在面部，眉头凹陷中，额切迹处。

【主治】神经系统疾病：头痛，眉棱骨痛，眼睑瞤动，口眼㖞斜。五官科系统疾病：目赤肿痛，迎风流泪，近视，目视不明等。其他：腰背肌扭伤，膈肌痉挛。

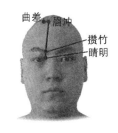

3. 眉冲（Méichōng）（BL 3）

【标准定位】在头部，额切际直上入发际0.5寸。

【主治】眩晕，头痛，鼻塞，目视不明。

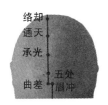

4. 曲差（Qūchā）（BL 4）

【标准定位】在头部，前发际正中直上0.5寸，旁开1.5寸。

【主治】头痛，鼻塞，鼻出血。

5. 五处（Wǔchù）（BL 5）

【标准定位】在头部，前发际正中直上1.0寸，旁开1.5寸。

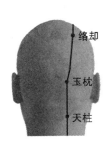

图 2-12　膀胱经头面部穴位图

【主治】小儿惊风，头痛，目眩，目视不明。

6. 承光（Chéngguāng）（BL 6）

【标准定位】在头部，前发际正中直上2.5寸，旁开1.5寸。
【主治】头痛，目痛，目眩，目视不明等。

7. 通天（Tōngtiān）（BL 7）

【标准定位】在头部，前发际正中直上4.0寸，旁开1.5寸处。
【主治】头痛，头重。

8. 络却（Luòquè）（BL 8）

【标准定位】在头部，前发际正中直上5.5寸，旁开1.5寸。
【主治】口㖞，眩晕，癫狂，痫证，鼻塞，目视不明，项肿，瘿瘤。

9. 玉枕（Yùzhěn）（BL 9）

【标准定位】在头部，后发际正中直上2.5寸，旁开1.3寸。
【主治】头痛。

10. 天柱（Tiānzhù）（BL 10）

【标准定位】在颈后区，横平第2颈椎棘突上际，斜方肌外缘凹陷中。
【主治】头痛，项强，肩背痛。

11. 大杼（Dàzhù）（BL 11）

【标准定位】在脊柱区，当第1胸椎棘突下，后正中线旁开1.5寸。
【主治】颈项强，肩背痛，喘息，胸胁支满。

12. 风门（Fēngmén）（BL 12）

【标准定位】在脊柱区，第2胸椎棘突下，后正中线旁开1.5寸。
【主治】伤风咳嗽，发热头痛。

13. 肺俞（Fèishū）（BL 13）

【标准定位】在脊柱区，第3胸椎棘突下，后正中线旁开1.5寸。
【主治】咳嗽上气，胸满喘逆，脊背疼痛。

14. 厥阴俞（Juéyīnshū）（BL 14）

【标准定位】在脊柱区，当第4胸椎棘突下，后正中线旁开1.5寸。
【主治】心痛，心悸，胸闷。

15. 心俞（Xīnshū）（BL 15）

【标准定位】在脊柱区，第5胸椎棘突下，后正中线旁开1.5寸。
【主治】心胸疾患：胸引背痛，心痛，心悸，心烦胸闷，气喘，咳嗽咯血。神志疾患：癫狂，痫证，失眠，健忘，悲愁恍惚。胃肠疾患：呕吐不食，噎膈。循行疾患：肩背痛，痈疽发背。其他：梦遗，盗汗，溲浊。

16. 督俞（Dūshū）（BL 16）

【标准定位】在脊柱区，第6胸椎棘突下，后正中线旁开1.5寸。
【主治】心痛，腹痛，腹胀，肠鸣，呃逆。

17. 膈俞（Géshū）（BL 17）

【标准定位】在脊柱区，第7胸椎棘突下，后正中线旁开1.5寸。
【主治】血证：咯血，衄血，便血，产后败血冲心。心胸疾患：心痛，心悸，胸痛，胸闷。其他：呕吐，呃逆，盗汗，荨麻疹。

18. 肝俞（Gānshū）（BL 18）

【标准定位】在脊柱区，第9胸椎棘突下，后正中线旁开1.5寸。

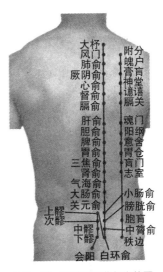

图2-13　膀胱经腰背部穴位图

【主治】肝胆疾患：脘腹胀满，胸胁支满，黄疸结胸，吞酸吐食，饮食不化，心腹积聚痞。神志疾患：癫狂，痫证。眼病：目赤痛痒，胬肉攀睛，目生白翳，多眵，雀目，青盲，目视不明。血证：咯血，吐血，鼻出血。经筋病：颈项强痛，腰背痛，寒疝。妇人疾患：月经不调，闭经，痛经。其他：头痛、眩晕。

19. 胆俞（Dǎnshū）（BL 19）

【标准定位】在脊柱区，第10胸椎棘突下，后正中线旁开1.5寸。
【主治】黄疸，肺痨。

20. 脾俞（Píshū）（BL 20）

【标准定位】在脊柱区，第11胸椎棘突下，后正中线旁开1.5寸。
【主治】脾胃肠疾患：腹胀，呕吐，泄泻，痢疾，完谷不化，噎膈，胃痛。血证：吐血，便血，尿血。其他：消渴。

21. 胃俞（Wèishū）（BL 21）

【标准定位】在脊柱区，第12胸椎棘突下，后正中线旁开1.5寸。
【主治】胃脘痛，反胃，呕吐，肠鸣，泄泻，痢疾，小儿疳积。

22. 三焦俞（Sānjiāoshū）（BL 22）

【标准定位】在脊柱区，第1腰椎棘突下，后正中线旁开1.5寸。
【主治】水肿，小便不利，遗尿，腹水，肠鸣泄泻。

23. 肾俞（Shènshū）（BL 23）

【标准定位】在脊柱区，第2腰椎棘突下，后正中线旁开1.5寸。
【主治】遗精，阳痿，月经不调，白带，不孕，遗尿，小便不利，水肿，腰膝酸痛，目昏，耳鸣，耳聋。

24. 气海俞（Qìhǎishū）（BL 24）

【标准定位】在脊柱区，第3腰椎棘突下，后正中线旁开1.5寸。
【主治】痛经，痔漏，腰痛，腿膝不利。

25. 大肠俞（Dàchángshū）（BL 25）

【标准定位】在脊柱，当第4腰椎棘突下，后正中线旁开1.5寸。

【主治】腹痛，腹胀，泄泻，肠鸣，便秘，痢疾，腰脊强痛等。

26. 关元俞（Guānyuánshū）（BL 26）

【标准定位】在脊柱区，第5腰椎棘突下，后正中线旁开1.5寸。

【主治】腹胀，泄泻，小便不利，遗尿，腰痛。

27. 小肠俞（Xiǎochángshū）（BL 27）

【标准定位】在骶区，横平第1骶后孔，骶正中嵴旁1.5寸。

【主治】痢疾，泄泻，疝气，痔疾。

28. 膀胱俞（Pángguāngshū）（BL 28）

【标准定位】在骶区，横平第2骶后孔，骶正中嵴旁1.5寸。

【主治】小便赤涩，癃闭，遗尿，遗精。

29. 中膂俞（Zhōnglǚshū）（BL 29）

【标准定位】在骶区，横平第3骶后孔，骶正中嵴旁1.5寸。

【主治】腰脊强痛，消渴，疝气，痢疾。

30. 白环俞（Báihuánshū）（BL 30）

【标准定位】在骶区，横平第4骶后孔，骶正中嵴旁1.5寸。

【主治】白带，月经不调，疝气，遗精，腰腿痛。

31. 上髎（Shàngliáo）（BL 31）

【标准定位】在骶区，正对第1骶后孔中。

【主治】月经不调，带下，遗精，阳痿，阴挺，二便不利，腰骶痛，膝软。

32. 次髎（Cìliáo）（BL 32）

【标准定位】在骶区，正对第2骶后孔中。

【主治】同上髎。

33. 中髎（Zhōngliáo）（BL 33）

【标准定位】在骶区，正对第3骶孔中。

【主治】同上髎。

34. 下髎（Xiàliáo）（BL 34）

【标准定位】在骶区，正对第4骶后孔中。

【主治】同上髎。

35. 会阳（Huìyáng）（BL 35）

【标准定位】在骶区，尾骨端旁开0.5寸。

【主治】泄泻，痢疾，痔疾，便血，阳痿，带下。

36. 承扶（Chéngfú）（BL 36）

【标准定位】在股后区，臀沟的中点。

【主治】腰、骶、臀、股部疼痛，下肢瘫痪，痔疮。

37. 殷门（Yīnmén）（BL 37）

【标准定位】在股后区，臀沟下6寸，股二头肌与半腱肌之间。

【主治】腰、骶、臀、股部疼痛，下肢瘫痪。

38. 浮郄（Fúxì）（BL 38）

【标准定位】在膝后区，腘横纹上1寸，股二头肌腱的内侧缘。

【主治】腰、骶、臀、股部疼痛，腘筋挛急，下肢瘫痪。

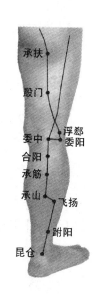

图2-14 膀胱经下肢部穴位图

39. 委阳（Wěiyáng）（BL 39）

【标准定位】在膝部，腘横纹上，当股二头肌腱内侧缘。

【主治】小便淋沥，遗溺，癃闭，便秘。

40. 委中（Wěizhōng）（BL 40）

【标准定位】在膝后区，腘横纹中点。

【主治】本经脉所过部位的疾患：腰脊痛，尻股寒，髀枢痛，风寒湿痹，半身不遂，腘筋挛急，脚弱无力，脚气。

皮肤疾患：丹毒，疔疮，疖肿，肌衄，皮肤瘙痒。

肠胃疾患：腹痛，吐泻。

41. 附分（Fùfēn）（BL 41）

【标准定位】在脊柱区，第2胸椎棘突下，后正中线旁开3寸。

【主治】肩背拘急疼痛，颈项强痛，肘臂麻木疼痛。

42. 魄户（Pòhù）（BL 42）

【标准定位】在脊柱区，第3胸椎棘突下，后正中线旁开3寸。

【主治】肺痨，咳嗽，气喘，项强，肩背痛。

43. 膏肓（Gāohuāng）（BL 43）

【标准定位】在脊柱区，第4胸椎棘突下，后正中线旁开3寸。

【主治】本穴用于治疗各种中医辨证属慢性虚损的病证：肺痨，咳嗽，气喘，盗汗，健忘，遗精，完谷不化。

44. 神堂（Shéntáng）（BL 44）

【标准定位】在脊柱区，第5胸椎棘突下，后正中线旁开3寸。

【主治】同心俞。

45. 谚语（Yìxǐ）（BL 45）

【标准定位】在脊柱区，第6胸椎棘突下，后正中线旁开3寸处。

【主治】咳嗽，气喘，肩背痛，季胁痛。

46. 膈关（Géguān）（BL 46）

【标准定位】在脊柱区，第7胸椎棘突下，后正中线旁开3寸。
【主治】饮食不下，呕吐，嗳气，胸中噎闷，脊背强痛。

47. 魂门（Húnmén）（BL 47）

【标准定位】在脊柱区，第9胸椎棘突下，后正中线旁开3寸处。
【主治】胸胁胀痛，饮食不下，呕吐，肠鸣泄泻，背痛。

48. 阳纲（Yánggāng）（BL 48）

【标准定位】在脊柱区，第10胸椎棘突下，后正中线旁开3寸。
【主治】泄泻，黄疸，腹痛，肠鸣，消渴。

49. 意舍（Yìshè）（BL 49）

【标准定位】在脊柱区，第11胸椎棘突下，后正中线旁开3寸处。
【主治】腹胀，泄泻，呕吐，纳呆。

50. 胃仓（Wèicāng）（BL 50）

【标准定位】在脊柱区，第12胸椎棘突下，后正中线旁开3寸处。
【主治】胃痛，小儿食积，腹胀，水肿，脊背痛。

51. 肓门（Huāngmén）（BL 51）

【标准定位】在腰区，第1腰椎棘突下，后正中线旁开3寸处。
【主治】痞块，妇人乳疾，上腹痛，便秘等。

52. 志室（Zhìshì）（BL 52）

【标准定位】在腰区，第2腰椎棘突下，后正中线旁开3寸处。
【主治】遗精，阳痿，阴痛水肿，小便不利，腰脊强痛。

53. 胞肓（Bāohuāng）（BL 53）

【标准定位】在骶区，横平第2骶后孔，骶正中嵴旁开3寸。
【主治】小便不利，腰脊痛，腹胀，肠鸣，便秘。

54. 秩边（Zhìbiān）（BL 54）

【标准定位】在骶区，横平第4骶后孔，骶正中嵴旁开3寸。
【主治】腰骶痛，下肢痿痹，痔疾，大便不利，小便不利。

55. 合阳（Héyáng）（BL 55）

【标准定位】在小腿后区，腘横纹下2寸，腓肠肌内、外侧头之间。
【主治】腰脊痛，下肢酸痛，痿痹，崩漏，带下。

56. 承筋（Chéngjīn）（BL 56）

【标准定位】小腿后区，腘横纹下5寸，腓肠肌两肌腹之间。
【主治】小腿痛，腰背拘急，转筋，痔疮。

57. 承山（Chéngshān）（BL 57）

【标准定位】在小腿后区，腓肠肌两肌腹与肌腱交角处。
【主治】痔疮，便秘，腰背疼，腿痛。

58. 飞扬（Fēiyáng）（BL 58）

【标准定位】在小腿后区，昆仑（BL 60）直上7寸，腓肠肌外下缘与跟腱移行处。
【主治】腰腿痛，膝胫无力，小腿酸痛。

59. 跗阳（Fūyáng）（BL 59）

【标准定位】在小腿后区，昆仑（BL 60）直上3寸，腓骨与跟腱之间。
【主治】本经脉所过部位的疾患：腰、骶、髋、股后外疼痛。

60. 昆仑（Kūnlún）（BL 60）

【标准定位】在踝区，外踝尖与跟腱之间的凹陷中。
【主治】头痛，腰骶疼痛。

61. 仆参（Púcān）（BL 61）

【标准定位】在跟区，昆仑（BL 60）直下，跟骨外侧，赤白肉际处。

【主治】下肢痿弱，足跟痛。

62. 申脉（Shēnmài）（BL 62）

【标准定位】在踝区，外踝尖直下，外踝下缘与跟骨之间凹陷中。

【主治】神志疾患：失眠，癫狂，痫证，中风不省人事。头面五官疾患：偏正头痛，眩晕。

63. 金门（Jīnmén）（BL 63）

【标准定位】在足背，外踝前缘直下，第5跖骨粗隆后方，骰骨下缘凹陷中。

【主治】头风，足部扭伤。

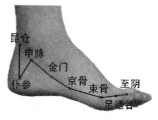

图2-15　膀胱经足背部穴位图

64. 京骨（Jīnggǔ）（BL 64）

【标准定位】在跖区，第5跖骨粗隆前下方，赤白肉际处。

【主治】头痛，眩晕。

65. 束骨（Shùgǔ）（BL 65）

【标准定位】在跖区，第5跖趾关节的近端，赤白肉际处。

【主治】头痛，目赤，痔疮，下肢后侧痛。

66. 足通谷（Zútōnggǔ）（BL 66）

【标准定位】在足趾，第5跖趾关节的远端，赤白肉际处。

【主治】头痛。

67. 至阴（Zhìyīn）（BL 67）

【标准定位】在足趾，小趾末节外侧，趾甲根角侧后方0.1寸（指寸）。

【主治】胎位不正，难产。

此经穴位见图2-12~图2-15。

足少阴肾经经穴

1. 涌泉（Yǒngquán）（KI 1）

【标准定位】在足底，屈足卷趾时足心最凹陷处。

【主治】神志疾患：尸厥，癫狂，痫证，善恐，善忘，小儿惊风。头面五官疾患：头痛，头晕，目眩，舌干，咽喉肿痛，鼻出血，喑不能言。胸肺疾患：喘逆，咳嗽短气，咯血，肺痨。前阴疾患：阳痿，经闭，难产，妇人无子。本经脉所过部位的疾患：足心热，五趾尽痛，下肢瘫痪，奔豚气。

2. 然谷（Rángǔ）（KI 2）

【标准定位】在足内侧，足舟骨粗隆下方，赤白肉际处。

【主治】月经不调，胸胁胀满。

3. 太溪（Tàixī）（KI 3）

【标准定位】在踝区，内踝尖与跟腱之间的凹陷中。

【主治】肾脏疾患：遗尿、癃闭，淋证，遗精，阳痿，小便频，水肿。妇人疾患：月经不调，经闭，带下，不孕。胸肺疾患：咳嗽，气喘，咯血。神志疾患：失眠，健忘，神经衰弱。五官疾患：头痛，牙痛，咽喉肿痛，暴喑，鼻出血不止，耳鸣耳聋，青盲，夜盲，口中热。本经脉所过部位的疾患：内踝肿痛，足跟痛，下肢厥冷，腰痛。其他：虚劳，脱证，脱发，咯血，消渴。

4. 大钟（Dàzhōng）（KI 4）

【标准定位】在跟区，内踝后下方，跟骨上缘，跟腱附着部前缘凹陷中。

【主治】咽喉肿痛，腰脊强痛。

5. 水泉（Shuǐquán）（KI 5）

【标准定位】在跟区，太溪（KI 3）直下1寸，跟骨结节内侧凹陷中。

【主治】小便不利，足跟痛。

6. 照海（Zhàohǎi）（KI 6）

【标准定位】在踝区，内踝尖下1寸，内踝下缘边际凹陷中。

【主治】头面五官疾患：咽喉肿痛暴喑。胸腹疾患：心痛，气喘，便秘，肠鸣泄泻。泌尿生殖疾患：月经不调，痛经，经闭，赤白带下，阴挺，阴痒，妇人血晕，胎衣不下，恶露不止，难产，疝气，淋病，遗精白浊，癃闭，小便频数，遗尿。神志疾患：痫病夜发，惊恐不安。

7. 复溜（Fùliū）（KI 7）

【标准定位】在小腿内侧，内踝尖上2寸，跟腱的前缘。

【主治】肾脏疾患：水肿，腹胀，腰脊强痛，腿肿。汗液疾患：盗汗，身热无汗，自汗。

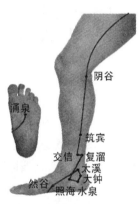

图2-16 肾经四肢部穴位图

8. 交信（Jiāoxìn）（KI 8）

【标准定位】在小腿内侧，内踝尖上2寸，胫骨内侧缘后际凹陷中。

【主治】月经不调，大便难，赤白痢。

9. 筑宾（Zhùbīn）（KI 9）

【标准定位】在小腿内侧，太溪（KI 3）直上5寸，比目鱼肌与跟腱之间。

【主治】脚软无力，足踹痛，小腿内侧痛。

10. 阴谷（Yīngǔ）（KI 10）

【标准定位】在膝后区，腘横纹上，半腱肌肌腱外侧缘。
【主治】遗精，阳痿。

11. 横骨（Hénggǔ）（KI 11）

【标准定位】在下腹部，脐中下5寸，前正中线旁开0.5寸。
【主治】腹胀，腹痛，泄泻，便秘。

12. 大赫（Dàhè）（KI 12）

【标准定位】在下腹部，脐中下4寸，前正中线旁开0.5寸。
【主治】遗精，月经不调，子宫脱垂，痛经，不孕，带下。

13. 气穴（Qìxué）（KI 13）

【标准定位】在下腹部，脐中下3寸，前正中线旁开0.5寸。
【主治】妇科系统疾病：月经不调，痛经，带下，不孕症。泌尿生殖系统疾病：小便不通，遗精，阳痿，阴茎痛。

14. 四满（Sìmǎn）（KI 14）

【标准定位】在下腹部，脐中下2寸，前正中线旁开0.5寸。
【主治】妇科系统疾病：月经不调，痛经，不孕症，带下。泌尿生殖系统疾病：遗尿，遗精，水肿。消化系统疾病：小腹痛、便秘。

15. 中注（Zhōngzhù）（KI 15）

【标准定位】在下腹部，脐中下1寸，前正中线旁开0.5寸。
【主治】腹胀，呕吐，泄泻，痢疾。

16. 肓俞（Huāngshū）（KI 16）

【标准定位】在腹中部，脐中旁开0.5寸。
【主治】腹痛绕脐，腹胀，呕吐，泄泻，痢疾，便秘。

17. 商曲（Shāngqū）（KI 17）

【标准定位】在上腹部，脐中上2寸，前正中线旁开0.5寸。
【主治】腹痛绕脐，腹胀，呕吐，泄泻，痢疾，便秘。

18. 石关（Shíguān）（KI 18）

【标准定位】在上腹部，脐中上3寸，前正中线旁开0.5寸。
【主治】经闭，带下，妇人产后恶露不止，阴门瘙痒。

19. 阴都（Yīndū）（KI 19）

【标准定位】在上腹部，脐中上4寸，前正中线旁开0.5寸。

【主治】腹胀，肠鸣，腹痛，便秘，妇人不孕。

20. 腹通谷（Fùtōnggǔ）（KI 20）

【标准定位】在上腹部，脐中上5寸，前正中线旁开0.5寸。

【主治】腹痛，腹胀，呕吐，胸痛，心痛，心悸。

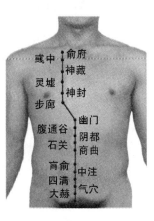

图2-17 肾经胸腹部穴位图

21. 幽门（Yōumén）（KI 21）

【标准定位】在上腹部，脐中上6寸，前正中线旁开0.5寸。
【主治】腹痛，呕吐，消化不良，泄泻，痢疾。

22. 步廊（Bùláng）（KI 22）

【标准定位】在胸部，第5肋间隙，前正中线旁开2寸。
【主治】咳嗽，哮喘，胸痛，乳痛。

23. 神封（Shénfēng）（KI 23）

【标准定位】在胸部，第4肋间隙，前正中线旁开2寸。

【主治】咳嗽，哮喘，呕吐，胸痛，乳痈。

24. 灵墟（Língxū）（KI 24）

【标准定位】在胸部，第3肋间隙，前正中线旁开2寸。
【主治】咳嗽，哮喘，胸痛，乳痈。

25. 神藏（Shéncáng）（KI 25）

【标准定位】在胸部，第2肋间隙，前正中线旁开2寸。
【主治】咳嗽，哮喘，胸痛。

26. 彧中（Yùzhōng）（KI 26）

【标准定位】在胸部，第1肋间隙，前正中线旁开2寸。
【主治】咳嗽，哮喘，胸胁胀满，不嗜食。

27. 俞府（Shūfǔ）（KI 27）

【标准定位】在胸部，锁骨下缘，前正中线旁开2寸。
【主治】咳嗽，哮喘，呕吐，胸胁胀满，不嗜食。
此经穴位见图2-16、图2-17。

手厥阴心包经经穴

1. 天池（Tiānchí）（PC 1）

【标准定位】在胸部，第4肋间隙，前正中线旁开5寸。
【主治】咳嗽，哮喘，呕吐，胸痛，胸闷。

2. 天泉（Tiānquán）（PC 2）

【标准定位】在臂前区，腋前纹头下2寸，肱二头肌的长、短头之间。

【主治】上臂内侧痛，胸胁胀满，胸背痛。

3. 曲泽（Qūzé）（PC 3）

【标准定位】在肘前区，肘横纹上，肱二头肌腱的尺侧缘凹陷中。

【主治】霍乱，肘臂挛痛不伸，痧证，风疹。

4. 郄门（Xìmén）（PC 4）

【标准定位】在前臂前区，腕掌侧远端横纹上5寸，掌长肌腱与桡侧腕屈肌腱之间。

【主治】心痛，心悸。

5. 间使（Jiānshǐ）（PC 5）

【标准定位】在前臂前区，腕掌侧远端横纹上3寸，掌长肌腱与桡侧腕屈肌腱之间。

【主治】疟疾。

6. 内关（Nèiguān）（PC 6）

【标准定位】在前臂前区，腕掌侧远端横纹上2寸，掌长肌腱与桡侧腕屈肌腱之间。

【主治】心神血脉疾患：心痛，心悸，善惊，烦心，失眠，脏躁，癫痫，狂妄。脾胃疾患：胃脘疼痛，呕吐，呃逆。其他：哮喘，肘臂挛痛，产后血晕。

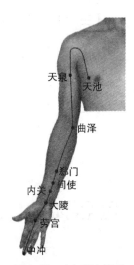

图2-18 心包经穴位图

7. 大陵（Dàlíng）（PC 7）

【标准定位】在腕前区，腕掌侧远端横纹中，掌长肌腱与桡侧腕屈肌腱之间。

【主治】喜笑不休，狂言不乐，脏躁。

8. 劳宫（Láogōng）（PC 8）

【标准定位】在掌区，横平第3掌指关节近端，第2、3掌骨之间偏于第3掌骨。

【主治】心烦善怒，喜笑不休，癫狂，小儿惊厥。

9. 中冲（Zhōngchōng）（PC 9）

【标准定位】在手指，中指末端最高点。

【主治】心神疾患：心痛，心烦，中风，晕厥，中暑。热病：热病汗不出。其他：目赤，舌本痛，小儿夜啼。

此经穴位见图2-18。

手少阳三焦经经穴

1. 关冲（Guānchōng）（TE 1）

【标准定位】在手指，第4指末节尺侧，指甲根角侧上方0.1寸（指寸）。

【主治】寒热头痛，热病汗不出。

2. 液门（Yèmén）（TE 2）

【标准定位】在手背，当第4、5指间，指蹼缘后方赤白肉际处。

【主治】热病汗不出，寒热头痛，疟疾。

3. 中渚（Zhōngzhǔ）（TE 3）

【标准定位】在手背，第4、5掌骨间，掌指关节近端四陷中。

【主治】耳聋，耳鸣。

4. 阳池（Yángchí）（TE 4）

【标准定位】在腕后区，腕背侧远端横纹上，指伸肌腱的尺侧缘凹陷中。

【主治】腕关节红肿不得屈伸，消渴。

5. 外关（Wàiguān）（TE 5）

【标准定位】在前臂后区，腕背侧远端横纹上2寸，尺骨与桡骨间隙中点。

【主治】外感疾患：热病，感冒。头面耳目疾患：头痛，耳鸣。其他：急惊风，胸胁痛，肘臂屈伸不利。

6. 支沟（Zhīgōu）（TE 6）

【标准定位】在前臂后区，腕背侧远端横纹上3寸，尺骨与桡骨间隙中点。

【主治】胸胁痛，大便不通。

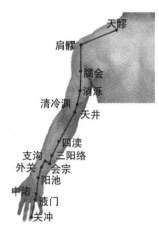

图2-19 三焦经四肢部穴位图

7. 会宗（Huìzōng）（TE 7）

【标准定位】在前臂后区，腕背侧远端横纹上3寸，尺骨的桡侧缘。

【主治】头耳疾患：偏头痛，耳聋，耳鸣。本经脉所过部位的疾患：肌肤疼痛，咳喘胸满，臂痛。

8. 三阳络（Sānyángluò）（TE 8）

【标准定位】在前臂后区，腕背侧远端横纹上4寸，尺骨与桡骨间隙中点。

【主治】臂痛，脑血管病后遗症。

9. 四渎（Sìdú）（TE 9）

【标准定位】在前臂后区，肘尖下5寸，尺骨与桡骨间隙中点。

【主治】暴喑，耳聋，下牙痛，眼疾。

10. 天井（Tiānjǐng）（TE 10）

【标准定位】在肘后区，肘尖上1寸凹陷中。
【主治】暴喑，眼疾。

11. 清冷渊（Qīnglěngyuān）（TE 11）

【标准定位】在臂后区，肘尖与肩峰角连线上，肘尖上2寸。
【主治】臂痛，头项痛，眼疾。

12. 消泺（Xiāoluò）（TE 12）

【标准定位】在臂后区，肘尖与肩峰角连线上，肘尖上5寸。
【主治】头项强痛，臂痛，头痛，齿痛。

13. 臑会（Nàohuì）（TE 13）

【标准定位】在臂后区，肩峰角下3寸，三角肌的后下缘。
【主治】肩胛肿痛，肩臂痛，瘿气，瘰疬。

14. 肩髎（Jiānliáo）（TE 14）

【标准定位】在三角肌区，肩峰角与肱骨大结节两骨间凹陷中。
【主治】肩胛肿痛，肩臂痛，瘿气，瘰疬。

15. 天髎（Tiānliáo）（TE 15）

【标准定位】在肩胛区，肩胛骨上角骨际凹陷中。
【主治】肩臂痛，颈项强痛，胸中烦满。

16. 天牖（Tiānyǒu）（TE 16）

【标准定位】在肩胛区，横平下颌角，胸锁乳突肌的后缘凹陷中。
【主治】头痛，头晕，突发性聋，项强。

17. 翳风（Yìfēng）（TE 17）

【标准定位】在颈部，耳垂后方，乳突下端前方凹陷中。

【主治】耳部疾患：耳鸣，耳聋，中耳炎。面颊部疾患：口眼㖞斜，牙关紧闭，齿痛，颊肿。

18. 瘈脉（Chìmài）（TE 18）

【标准定位】在头部，乳突中央，角孙至翳风沿耳轮弧形连线的上2/3下1/3交点处。

【主治】耳鸣，小儿惊厥。

19. 颅息（Lúxī）（TE 19）

【标准定位】在头部，角孙至翳风沿耳轮弧形连线的上1/3下2/3交点处。

【主治】耳鸣，头痛，耳聋，小儿惊厥，呕吐，泄泻。

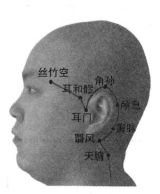

图2-20 三焦经头部穴位图

20. 角孙（Jiǎosūn）（TE 20）

【标准定位】在头部，耳尖正对发际处。

【主治】耳部肿痛，目赤肿痛，齿痛，头痛，项强。

21. 耳门（Ěrmén）（TE 21）

【标准定位】在耳区，耳屏上切迹与下颌骨髁突之间的凹陷中。

【主治】耳鸣，耳聋，聤耳，齿痛，颈颌肿等。

22. 耳和髎（Ěrhéliáo）（TE 22）

【标准定位】在头部，鬓发后缘，耳廓根的前方，颞浅动脉的后缘。

【主治】牙关拘急，口眼㖞斜，头重痛，耳鸣，颌肿，鼻准肿痛等。

23. 丝竹空（Sīzhúkōng）（TE 23）

【标准定位】在面部，眉梢凹陷中。

【主治】头部疾患：头痛，齿痛，癫痫。眼目疾患：目眩，目赤肿痛，眼睑瞤动。

此经穴位见图2-19、图2-20。

足少阳胆经经穴

1. 瞳子髎（Tóngzǐliáo）（GB 1）

【标准定位】在面部，目外眦外侧0.5寸凹陷中。

【主治】头面疾患：头痛眩晕，口眼㖞斜。眼目疾患：目痛，目翳，迎风流泪，目多眵，目生翳膜。

2. 听会（Tīnghuì）（GB 2）

【标准定位】在面部，耳屏间切迹与下颌骨髁突之间的凹陷中。

【主治】头面疾患：头痛眩晕，口眼㖞斜。耳目疾患：耳鸣，耳聋。

3. 上关（Shàngguān）（GB 3）

【标准定位】在面部，颧弓上缘中央凹陷中。

【主治】头痛眩晕，耳鸣，耳聋。

4. 颔厌（Hànyàn）（GB 4）

【标准定位】在头部，从头维（ST 8）至曲鬓（GB 7）的弧形连线（其弧度与鬓发弧度相应）的上1/4与下3/4的交点处。

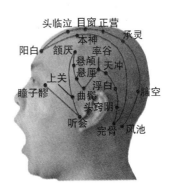

图2-21　胆经头面部穴位图

【主治】头痛眩晕，耳鸣，耳聋。

5. 悬颅（Xuánlú）（GB 5）

【标准定位】在头部，从头维（ST 8）至曲鬓（GB 7）的弧形连线（其弧度与鬓发弧度相应）的中点处。
【主治】偏头痛。

6. 悬厘（Xuánlí）（GB 6）

【标准定位】在头部，从头维（ST 8）至曲鬓（GB 7）的弧形连线（其弧度与鬓发弧度相应）的上3/4与下1/4的交点处。
【主治】头痛眩晕。

7. 曲鬓（Qūbìn）（GB 7）

【标准定位】在头部，耳前鬓角发际后缘与耳尖水平线的交点处。
【主治】头痛眩晕。

8. 率谷（Shuàigǔ）（GB 8）

【标准定位】在头部，耳尖直上入发际1.5寸。
【主治】头痛，眩晕，小儿惊风。

9. 天冲（Tiānchōng）（GB 9）

【标准定位】在头部，耳根后缘直上，入发际2寸。
【主治】头痛眩晕。

10. 浮白（Fúbái）（GB 10）

【标准定位】在头部，耳后乳突的后上方，从天冲（GB 9）与完骨（GB 12）弧形连线（其弧度与鬓发弧度相应）的上1/3与下2/3交点处。
【主治】头痛，颈项强痛。

11. 头窍阴（Tóuqiàoyīn）（GB 11）

【标准定位】在头部，耳后乳突的后上方，当天冲（GB 9）与完骨（GB 12）的弧形连线（其弧度与耳郭弧度相应）的上2/3与下1/3交点处。

【主治】头面疾患：头痛眩晕，癫痫，口眼㖞斜。耳目疾患：耳鸣，耳聋，目痛，齿痛。其他：胸胁痛、口苦。

12. 完骨（Wángǔ）（GB 12）

【标准定位】在头部，耳后乳突的后下方凹陷中。
【主治】头痛眩晕，耳鸣，耳聋。

13. 本神（Běnshén）（GB 13）

【标准定位】在头部，前发际上0.5寸，头正中线旁开3寸。
【主治】头痛，眩晕，颈项强急。

14. 阳白（Yángbái）（GB 14）

【标准定位】在头部，眉上一寸，瞳孔直上。
【主治】头痛，眩晕，颈项强急。

15. 头临泣（Tóulínqì）（GB 15）

【标准定位】在头部，前发际上0.5寸，瞳孔直上。
【主治】头痛目眩，目赤肿痛，耳鸣耳聋，卒中不省人事。

16. 目窗（Mùchuāng）（GB 16）

【标准定位】在头部，前发际上1.5寸，瞳孔直上。
【主治】头痛头晕，小儿惊痫。

17. 正营（Zhèngyíng）（GB 17）

【标准定位】在头部，前发际上2.5寸，瞳孔直上。
【主治】头痛头晕，面目浮肿，目赤肿痛。

18. 承灵（Chénglíng）（GB 18）

【标准定位】在头部，前发际上4寸，瞳孔直上。

【主治】头痛，癫痫，惊悸。

19. 脑空（Nǎokōng）（GB 19）

【标准定位】枕外隆凸的上缘外侧，头正中线旁开2.25寸，平脑户穴。

【主治】头通，眩晕，颈项强痛，癫痫，惊悸。

20. 风池（Fēngchí）（GB 20）

【标准定位】在颈后区，枕骨之下，胸锁乳突肌上端与斜方肌上端之间的凹陷中。

【主治】外感疾患：头痛发热，洒淅振寒，热病汗不出，颈项强痛。头目疾患：头痛头晕，目赤肿痛，迎风流泪，翳膜遮睛，目视不明，雀目，青盲，面肿。耳鼻疾患：鼻渊，鼻出血，耳鸣耳聋。神志疾患：失眠，癫痫，中风昏迷，气厥。

21. 肩井（Jiānjǐng）（GB 21）

【标准定位】在肩胛区，第7颈椎棘突与肩峰最外侧点连线的中点。

【主治】肩臂疼痛，乳腺炎。

22. 渊腋（Yuānyè）（GB 22）

【标准定位】在胸外侧区，第4肋间隙中，在腋中线上。
【主治】胸满，胁痛，腋下肿，臂痛不举等症。

23. 辄筋（Zhéjīn）（GB 23）

【标准定位】在胸外侧区，第4肋间隙中，腋中线前1寸。
【主治】胸胁痛，腋肿，咳嗽，气喘，呕吐，吞酸。

24. 日月（Rìyuè）（GB 24）

【标准定位】在胸部，第7肋间隙，前正中线旁开4寸。
【主治】呃逆，翻胃吞酸。

25. 京门（Jīngmén）（GB 25）

【标准定位】在上腹部，第12肋骨游离端下际。

【主治】胁肋痛，腹胀，腰脊痛。

26. 带脉（Dàimài）（GB 26）

【标准定位】在侧腹部，第11肋骨游离端垂线与脐水平线的交点上。

【主治】妇人少腹痛，月经不调，赤白带下，经闭，痛经，不孕。

27. 五枢（Wǔshū）（GB 27）

【标准定位】在下腹部，横平脐下3寸，髂前上棘内侧。

【主治】少腹痛，月经不调，赤白带下。

28. 维道（Wéidào）（GB 28）

【标准定位】在下腹部，髂前上棘内下0.5寸。

【主治】月经不调，赤白带下。

29. 居髎（Jūliáo）（GB 29）

【标准定位】在臀区，髂前上棘与股骨大转子最凸点连线的中点处。

【主治】腰腿痹痛，瘫痪，足痿，疝气。

30. 环跳（Huántiào）（GB 30）

【标准定位】在臀区，股骨大转子最凸点与骶管裂孔连线上的外1/3与2/3交点处。

【主治】腰腿疼痛：腰胯疼痛，挫闪腰痛，下肢痿痹，膝踝肿痛。其他：遍身风疹，半身不遂。

31. 风市（Fēngshì）（GB 31）

【标准定位】在股部，直立垂手，掌心贴于大腿时，中指尖所指凹陷中，髂胫束后缘。

【主治】中风半身不遂，下肢痿痹，遍身瘙痒。

32. 中渎（Zhōngdú）（GB 32）

【标准定位】在股部，腘横纹上7寸，髂胫束后缘。
【主治】下肢痿痹，麻木，半身不遂等。

33. 膝阳关（Xīyángguān）（GB 33）

【标准定位】在膝部，股骨外上髁后上缘，股二头肌腱与髂胫束之间的凹陷中。
【主治】膝膑肿痛，腘筋挛急，小腿麻木等。

34. 阳陵泉（Yánglíngquán）（GB 34）

【标准定位】在小腿外侧，腓骨头前下方凹陷中。
【主治】头面疾患：头痛，耳鸣，耳聋，目痛，颊肿。胸部疾患：胸胁痛，乳肿痛，气喘，咳逆。胆肝疾患：胸胁支满，胁肋疼痛，呕吐胆汁，寒热往来，黄疸。本经脉所过部位的疾患：膝肿痛，下肢痿痹、麻木，脚胫酸痛，筋挛，筋软，筋缩，筋紧，脚气，半身不遂。其他：虚劳失精，小便不禁，遗尿。

35. 阳交（Yángjiāo）（GB 35）

【标准定位】在小腿外侧，外踝尖上7寸，腓骨后缘。
【主治】膝痛，足胫痿痹。

36. 外丘（Wàiqiū）（GB 36）

【标准定位】在小腿外侧，外踝尖上7寸，腓骨前缘。
【主治】癫疾呕沫。

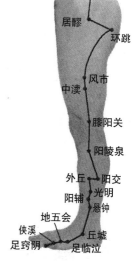

图 2-22　胆经四肢部穴位图

37. 光明（Guāngmíng）（GB 37）

【标准定位】在小腿外侧，外踝尖上5寸，腓骨前缘。

【主治】目赤肿痛，视物不明。

38. 阳辅（Yángfǔ）（GB 38）

【标准定位】在小腿外侧，外踝尖上4寸，腓骨前缘。

【主治】胸胁痛，下肢外侧痛。

39. 悬钟（Xuánzhōng）（GB 39）

【标准定位】在小腿外侧，外踝尖上3寸，腓骨前缘。

【主治】筋骨病：颈项强，四肢关节酸痛，半身不遂，筋骨挛痛，脚气，躄足，跟骨痛，附骨疽。胸胁疾患：瘰疬，腋肿，心腹胀满，胸胁疼痛。其他：头晕，失眠，记忆减退，耳鸣耳聋，高血压。

40. 丘墟（Qiūxū）（GB 40）

【标准定位】在踝区，外踝的前下方，趾长伸肌腱的外侧凹陷中。

【主治】胸胁痛。

41. 足临泣（Zúlínqì）（GB 41）

【标准定位】在足背，第4、5跖骨底结合部的前方，第5趾长伸肌腱外侧凹陷中。

【主治】头面五官疾患：头痛目眩，目赤肿痛，颔痛，齿痛，咽肿，耳聋。胸胁疾患：乳痈，呼吸困难，腋下肿，胁肋痛。本经脉所过部位的疾患：足跗肿痛，髀枢痛，膝踝关节痛，足背红肿。

42. 地五会（Dìwǔhuì）（GB 42）

【标准定位】在足背，第4、5跖骨间，第4跖趾关节近端凹陷中。

【主治】头痛目眩，目赤肿痛，咽肿，耳聋。

43. 侠溪（Xiáxī）（GB 43）

【标准定位】在足背，第4、5趾间，趾蹼缘后方赤白肉际处。

【主治】头痛，耳鸣，耳聋，目痛，颊肿。

44. 足窍阴（Zúqiàoyīn）（GB 44）

【标准定位】在足趾，第4趾末节外侧，趾甲根角侧后方0.1寸（指寸）。

【主治】偏头痛，目赤肿痛，耳鸣，耳聋，胸胁痛。

此经穴位见图2-21、图2-22。

足厥阴肝经经穴

1. 大敦（Dàdūn）（LR 1）

【标准定位】在足趾，大趾末节外侧，趾甲根角侧后方0.1寸（指寸）。

【主治】妇人疾患：经闭，崩漏，阴挺。前阴疾患：疝气，遗尿，癃闭。

2. 行间（Xíngjiān）（LR 2）

【标准定位】在足背，第1、2趾间，趾蹼缘后方赤白肉际处。

【主治】头面五官疾患：头痛、眩晕、目赤痛，青盲，口歪，耳鸣耳聋。心胸肺胁疾患：胸胁胀痛，咳嗽气喘，心烦，失眠。风证：中风，癫痫，瘛疭。血证：咯血，吐血，鼻出血。前阴疾患：阴中痛，淋疾，遗精，阳痿，外阴瘙痒。妇人疾患：痛经，崩漏，月经过多，闭经，带下。

3. 太冲（Tàichōng）（LR 3）

【标准定位】在足背，当第1、2跖骨间，跖骨底结合部前方凹陷中，或触及动脉搏动。

【主治】肝肾疾患：阴痛，精液不足，狐疝，遗尿，癃闭，小便赤，淋病，呕吐，胸胁支满，绕脐腹痛，飧泄。妇人疾患：月经不调，痛经，经闭，崩漏，带下，难产，乳痛。本经脉所过部位的疾患：筋挛，腿软无力，脚气红肿，五趾拘急，喉痛嗌干，口中烂，头昏目痛，头痛。神志疾患：小儿惊风，癫痫，心烦，失眠。其他：腰脊疼痛，瘰疬。

4. 中封（Zhōngfēng）（LR 4）

【标准定位】在踝区，内踝前，胫骨前肌腱的内侧缘凹陷处。

【主治】内踝肿痛，足冷，少腹痛，嗌干。

5. 蠡沟（Lígōu）（LR 5）

【标准定位】在小腿内侧，内踝尖上5寸，胫骨内侧面的中央。

【主治】疝气，遗尿，癃闭，阴痛阴痒，月经不调，赤白带下，阴挺，崩漏。

6. 中都（Zhōngdū）（LR 6）

【标准定位】在小腿内侧，内踝尖上7寸，胫骨内侧面的中央。

【主治】疝气，遗精，崩漏，恶露不尽。

7. 膝关（Xīguān）（LR 7）

【标准定位】在膝部，胫骨内侧髁的下方，阴陵泉（SP 9）后1寸。

【主治】膝膑肿痛，历节风痛，下肢痿痹等。

8. 曲泉（Qūquán）（LR 8）

【标准定位】在膝部，腘横纹内侧端，半腱肌肌腱内缘凹陷中。

【主治】阳痿。

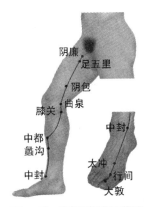

图2-23 肝经四肢部穴位图

9. 阴包（Yīnbāo）（LR 9）

【标准定位】在股前区，髌底上4寸，股内肌与缝匠肌之间。
【主治】月经不调，腰骶痛引小腹等。

10. 足五里（Zúwǔlǐ）（LR 10）

【标准定位】在股前区，气冲（ST 30）直下3寸，动脉搏动处。
【主治】小便不通。

11. 阴廉（Yīnlián）（LR 11）

【标准定位】在股前区，气冲（ST 30）直下2寸。
【主治】月经不调，赤白带下，少腹疼痛。

12. 急脉（Jímài）（LR 12）

【标准定位】在腹股沟区，横平耻骨联合上缘，前正中线旁开25寸处。

【主治】少腹痛，疝气，阴茎痛等。

13. 章门（Zhāngmén）（LR 13）

【标准定位】在侧腹部，第11肋游离端的下际。

【主治】脘腹胀满，胸胁支满。

图2-24 肝经胸腹部穴位图

14. 期门（Qīmén）（LR 14）

【标准定位】在胸部，第6肋间隙，前正中线旁开4寸。
【主治】胸胁支满，呕吐呃逆。
此经穴位见图2-23、图2-24。

督脉经穴

1. 长强（Chángqiáng）（DU 1）

【标准定位】在会阴区，尾骨下方，尾骨端与肛门连线的中点处。
【主治】泄泻，便秘，便血，痔疾，脱肛。

2. 腰俞（Yāoshū）（DU 2）

【标准定位】在骶区，正对骶管裂孔，后正中线上。
【主治】泄泻，便秘，便血，痔疾，尾骶痛。

3. 腰阳关（Yāoyángguān）（DU 3）

【标准定位】在脊柱区，第4腰椎棘突下凹陷中，后正中线上。
【主治】腰骶痛，下肢痿痹，遗精，阳痿，月经不调。

4. 命门（Mìngmén）（DU 4）

【标准定位】在脊柱区，第2腰椎棘突下凹陷中，后正中线上。
【主治】生殖疾患：遗精，阳痿，不孕，白浊，赤白带下。二便疾患：遗尿，小便不利，泄泻。腰骶、下肢疾患：腰脊强痛，虚损腰痛，下肢痿痹。其他：汗不出，寒热疟疾，小儿发痫。

5. 悬枢（Xuánshū）（DU 5）

【标准定位】在脊柱区，第1腰椎棘突下凹陷中，后正中线上。
【主治】腹痛，腹胀，完谷不化，泄泻，腰脊强痛。

6. 脊中（Jǐzhōng）（DU 6）

【标准定位】在脊柱区，第11胸椎棘突下凹陷中，后正中线上。
【主治】腹泻，痢疾，痔疮。

7. 中枢（Zhōngshū）（DU 7）

【标准定位】在脊柱区，第10胸椎棘突下凹陷中，后正中线上。
【主治】呕吐，腹满，胃痛，食欲不振，腰背痛。

8. 筋缩（Jīnsuō）（DU 8）

【标准定位】在脊柱区，第9胸椎棘突下凹陷中，后正中线上。
【主治】抽搐，脊强，四肢不收，筋挛拘急，癫痫，惊痫等。

9. 至阳（Zhìyáng）（DU 9）

【标准定位】在脊柱区，第7胸椎棘突下凹陷中，后正中线上。
【主治】胸胁胀痛，黄疸，腰痛，脊强。

10. 灵台（Língtái）（DU 10）

【标准定位】在脊柱区，第6胸椎棘突下凹陷中，后正中线上。
【主治】疔疮，咳嗽，气喘，项强，背痛。

11. 神道（Shéndào）（DU 11）

【标准定位】在脊柱区，第5胸椎棘突下凹陷中，后正中线上。
【主治】失眠健忘，肩背痛。

12. 身柱（Shēnzhù）（DU 12）

【标准定位】在脊柱区，第3胸椎棘突下凹陷中，后正中线上。
【主治】咳嗽，气喘，疔疮发背。

13. 陶道（Táodào）（DU 13）

【标准定位】在脊柱区，第1胸椎棘突下凹陷中，后正中线上。
【主治】恶寒发热。

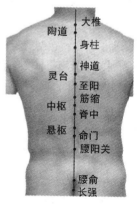

图2-25 督脉腰背部穴位图

14. 大椎（Dàzhuī）（DU 14）

【标准定位】在脊柱区，第7颈椎棘突下凹陷中，后正中线上。

【主治】外感疾患：发热恶寒，头项强痛，肩背痛，风疹。胸肺疾患：肺胀胁满，咳嗽喘急。心神疾患：癫狂，小儿惊风。本经脉循行所过部位的疾患：颈项强直，角弓反张，肩颈疼痛。

15. 哑门（Yǎmén）（DU 15）

【标准定位】在颈后区，第2颈椎棘突上际凹陷中，后正中线上。

【主治】喑哑，舌缓不语，重舌，失语。

16. 风府（Fēngfǔ）（DU 16）

【标准定位】在颈后区，枕外隆突直下，两侧斜方肌之间凹陷中。

【主治】外感疾患：太阳中风，头痛，振寒汗出。头项五官疾患：颈项强痛，目眩，鼻塞，鼻出血，咽喉肿痛，中风舌强难言。神志疾患：狂走，狂言，妄见。

17. 脑户（Nǎohù）（DU 17）

【标准定位】在头部，枕外隆凸的上缘凹陷中。

【主治】癫狂，痫证，眩晕，头重，头痛，项强等。

18. 强间（Qiángjiān）（DU 18）

【标准定位】在头部，后发际正中直上4寸。

【主治】头痛，目眩，口㖞，痫证等。

19. 后顶（Hòudǐng）（DU 19）

【标准定位】在头部，后发际正中直上5.5寸。

【主治】项强，头痛，眩晕，心烦，失眠等。

20. 百会（Bǎihuì）（DU 20）

【标准定位】在头部，前发际正中直上5寸。

【主治】神志疾患：尸厥，惊悸，中风不语，瘈疭，癫痫，癔症，耳鸣，眩晕。脾气不升：脱肛，痔疾，阴挺。

21. 前顶（Qiándǐng）（DU 21）

【标准定位】在头部，前发际正中直上3.5寸。

【主治】癫痫，小儿惊风，头痛，头晕。

22. 囟会（Xìnhuì）（DU 22）

【标准定位】在头部，前发际正中直上2寸。

【主治】头痛，目眩。

23. 上星（Shàngxīng）（DU 23）

【标准定位】在头部，前发际正中直上1寸。

【主治】头痛，眩晕，目赤肿痛，鼻出血，鼻痛。

24. 神庭（Shéntíng）（DU 24）

【标准定位】在头部，前发际正中直上0.5寸。

【主治】神志疾患：角弓反张，癫狂，痫证，惊悸，失眠。头面五官疾患：头晕，目眩，鼻渊，鼻出血，鼻塞，流泪，目赤肿痛，目翳，雀目，吐舌。

25. 素髎（Sùliáo）（DU 25）

【标准定位】在面部，鼻尖的正中央。

【主治】惊厥，昏迷，新生儿窒息，鼻塞。

26. 水沟（Shuǐgōu）（DU 26）

【标准定位】在面部，人中沟的上1/3与中1/3交点处。

【主治】神志疾患：昏迷，晕厥，中暑，癫痫，急慢惊风，牙关紧闭，瘟疫，黄疸，霍乱。五官科系统疾病：齿痛，癣，风水面肿，鼻塞，鼻出血等。其他：脊膂强痛，挫闪腰痛等。

27. 兑端（Duìduān）（DU 27）

【标准定位】在面部，上唇结节的中点。

【主治】昏迷，鼻塞等症。

28. 龈交（Yínjiāo）（DU 28）

【标准定位】在上唇内，上唇系带与上牙龈的交点。

【主治】癫狂，心烦，癔症。

此经穴位见图2-25、图2-26。

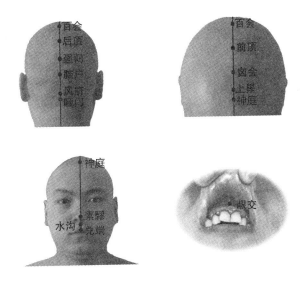

图2-26　督脉头面部穴位图

任脉经穴

1. 会阴（Huìyīn）（RN 1）

【标准定位】在会阴区。男性在阴囊根部与肛门连线的中点，女性在大阴唇后联合与肛门连线的中点。

【主治】阴部疾患：阴痒，阴痛，阴部汗湿，阴门肿痛，小便难，大便秘结，闭经，疝气。神志疾患：溺水窒息，产后昏迷不醒，癫狂。

2. 曲骨（Qūgǔ）（RN 2）

【标准定位】在下腹部，耻骨联合上缘，前正中线上。

【主治】遗精，阳痿，月经不调，痛经，遗尿，带下，少腹胀满。

3. 中极（Zhōngjí）（RN 3）

【标准定位】在下腹部，脐中下4寸，前正中线上。

【主治】疝气偏坠，遗精，阴痛，阴痒。

4. 关元（Guānyuán）（RN 4）

【标准定位】在下腹部，脐中下3寸，前正中线上。

【主治】小腹疾患，妇人疾患，肠胃疾患，虚证。

5. 石门（Shímén）（RN 5）

【标准定位】在下腹部，当脐中下2寸，前正中线上。

【主治】经闭，带下。

6. 气海（Qìhǎi）（RN 6）

【标准定位】在下腹部，脐中下1.5寸，前正中线上。

【主治】小腹疾患，妇人疾患，肠胃疾患，虚证。

7. 阴交（Yīnjiāo）（RN 7）

【标准定位】在下腹部，脐中下1寸，前正中线上。

【主治】血崩，带下。

8. 神阙（Shénquè）（RN 8）

【标准定位】在脐区，脐中央。

【主治】各种脱证，虚寒厥逆，月经不调，崩漏，遗精，不孕，小便不禁等。

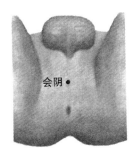

图2-27　任脉会阴部穴位图

9. 水分（Shuǐfēn）（RN 9）

【标准定位】在上腹部，脐中上1寸，前正中线上。

【主治】水肿，泄泻，腹痛等。

10. 下脘（Xiàwǎn）（RN 10）

【标准定位】在上腹部，脐中上2寸，前正中线上。

【主治】腹痛，腹胀，呕吐，呃逆，泄泻等。

11. 建里（Jiànlǐ）（RN 11）

【标准定位】在上腹部，脐中上3寸，前正中线上。

【主治】胃脘痛，呕吐，食欲不振，肠中切痛。

12. 中脘（Zhōngwǎn）（RN 12）

【标准定位】在上腹部，脐中上4寸，前正中线上。

【主治】脾胃疾患。神志疾患：中暑，脏躁，癫狂，尸厥，头痛。其他：喘息不止，月经不调，经闭，妊娠恶阻。

13. 上脘（Shàngwǎn）（RN 13）

【标准定位】在上腹部，脐中上5寸，前正中线上。

【主治】胃脘疼痛，呕吐，呃逆，纳呆，痫疾。

14. 巨阙（Jùquè）（RN 14）

【标准定位】在上腹部，脐中上6寸，前正中线上。
【主治】胸痛，心痛。

15. 鸠尾（Jiūwěi）（RN 15）

【标准定位】在上腹部，剑胸结合部下1寸，前正中线上。
【主治】胸满咳逆。

16. 中庭（Zhōngtíng）（RN 16）

【标准定位】在胸部，剑胸结合中点处，前正中线上。
【主治】心痛，胸满等；噎膈，呕吐。

17. 膻中（Tánzhōng）（RN 17）

【标准定位】在胸部，横平第4肋间隙，前正中线上。
【主治】胸肺疾患：胸闷，气短，咳喘。其他：噎膈，产妇乳少，小儿吐乳。

18. 玉堂（Yùtáng）（RN 18）

【标准定位】在胸部，横平第3肋间隙，前正中线上。
【主治】咳嗽，气短喘息。

19. 紫宫（Zǐgōng）（RN 19）

【标准定位】在胸部，横平第2肋间隙，前正中线上。
【主治】咳嗽，气喘等；胸胁支满，胸痛等。

20. 华盖（Huágài）（RN 20）

【标准定位】在胸部，横平第1肋间隙，前正中线上。
【主治】咳嗽，气喘等；胸胁支满，胸痛等。

砭石
疗法治百病

21. 璇玑（Xuánjī）（RN 21）

【标准定位】在胸部，胸骨上窝下1寸，前正中线上。

【主治】咳嗽，气喘等；胸胁支满，胸痛等；咽喉肿痛等。

22. 天突（Tiāntū）（RN 22）

【标准定位】在颈前区，胸骨上窝中央，前正中线上。

【主治】胸肺疾患：哮喘，咳嗽，咯吐脓血。颈部疾患：暴喑，咽喉肿痛，瘿气，梅核气。其他：心与背相控而痛，瘾疹。

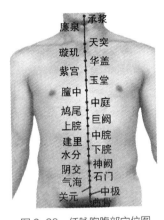

图2-28 任脉胸腹部穴位图

23. 廉泉（Liánquán）（RN 23）

【标准定位】在颈前区，喉结上方，舌骨上缘凹陷中，前正中线上。

【主治】舌喉疾患：舌下肿痛，舌纵涎下，舌强不语，暴喑，口舌生疮。

24. 承浆（Chéngjiāng）（RN 24）

【标准定位】在面部，颏唇沟的正中凹陷处。

【主治】中风昏迷，癫痫，口眼㖞斜，流涎。

此经穴位见图2-27、图2-28。

经外奇穴

（一）头颈部奇穴

1. 四神聪（Sìshéncōng）（EX-HN 1）

【标准定位】在头部，百会（GV 20）前、后、左、右各旁开1寸，共4穴（图2-29）。

【主治】失眠，健忘，癫痫，头痛，眩晕，脑积水，大脑发育不全等。

2. 发际穴（Fàjìxué）

【标准定位】头额部，前发际之中点处（图2-29）。

【主治】失眠，健忘，癫痫，头痛，眩晕等。

3. 当阳（Dāngyáng）（EX-HN 2）

【标准定位】在头部，瞳孔直上，前发际上1寸（图2-29）。

【主治】失眠，健忘，癫痫，头痛，眩晕等。

4. 印堂（Yìntáng）（EX-HN 3）

【标准定位】在头部，两眉毛内侧端中间的凹陷中（图2-30）。

【主治】失眠，健忘，癫痫，头痛，眩晕等；鼻出血，目赤肿痛，三叉神经痛等。

5. 鱼腰（Yúyāo）（EX-HN 4）

【标准定位】在额部，瞳孔直上，眉毛中（图2-30）。

【主治】眼睑眴动，口眼㖞斜，眼睑下垂等；鼻出血，目赤肿痛，三叉

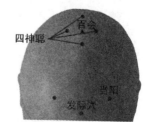

图2-29 四神聪、发际穴、当阳穴

神经痛等。

6. 太阳（Tàiyáng）（EX-HN 5）

【标准定位】在头部，眉梢与目外眦之间，向后约一横指的凹陷中（图2-31）。

【主治】失眠，健忘，癫痫，头痛，眩晕等；鼻出血，目赤肿痛，三叉神经痛等。

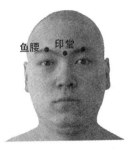

图2-30 印堂、鱼腰穴

7. 颞颥（Nièrú）

【标准定位】当头面部，在眉毛外端与眼外眦角线边的中点处（图2-31）。

【主治】精神神经系统疾病：头痛，眩晕，面神经麻痹；其他：眼部疾患。

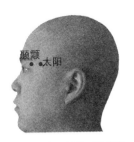

图2-31 太阳、颞颥穴

8. 球后（Qiúhòu）（EX-HN 7）

【标准定位】在面部，眶下缘外1/4与内3/4交界处（图2-32）。

【主治】五官科系统疾病：视神经炎，青光眼，内斜视，虹膜睫状体炎等。

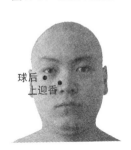

图2-32 球后、上迎香穴

9. 上迎香（Shàngyíngxiāng）（EX-HN 8）

【标准定位】在面部，鼻翼软骨与鼻甲的交界处，近鼻唇沟上端处（图2-32）。

【主治】五官科系统疾病：过敏性鼻炎，鼻窦炎，鼻出血，嗅觉减退等。

10. 内迎香（Nèiyíngxiāng）（EX-HN 9）

【标准定位】在鼻孔内，当鼻翼软骨与鼻甲交界的黏膜处（图2-33）。

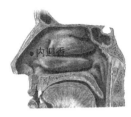

图2-33 内迎香穴

【主治】精神神经系统疾病：头痛，眩晕，急惊风。五官科系统疾病：目赤肿痛，鼻炎，咽喉炎。其他：中暑。

11. 金津、玉液（Jīnjīn, Yùyè）（EX-HN 12，EX-HN 13）

【标准定位】在口腔内，舌下系带两旁的静脉上，左为金津，右为玉液（图2-34）。

【主治】五官科系统疾病：口腔炎，咽喉炎，扁桃体炎。其他：脑血管病后遗症语言障碍，呕吐，腹泻等。

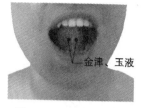

图2-34　金津、玉液穴

12. 海泉（Hǎiquán）（EX-HN 11）

【标准定位】在口腔内，舌下系带中点处（图2-35）。

【主治】口舌生疮，呕吐，腹泻，高热神昏，咽喉炎，脑血管意外后遗症语言障碍，糖尿病等。

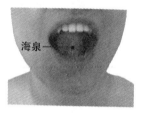

图2-35　海泉穴

13. 耳尖（Ěrjiān）（EX-HN 6）

【标准定位】在耳区，在外耳轮的最高点（图2-36）。

【主治】五官科系统疾病：急性结膜炎，睑腺炎，沙眼。其他：头痛，咽喉炎，高热等。

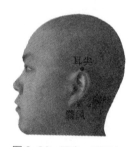

图2-36　耳尖、翳明穴

14. 翳明（Yìmíng）（EX-HN 14）

【标准定位】在项部，翳风（TE 17）后1寸（图2-36）。

【主治】五官科系统疾病：远视，近视，夜盲症，白内障，青光眼，视神经萎缩，耳鸣。精神神经系统疾病：头痛，眩晕，失眠，精神病。

（二）胸腹部奇穴

1. 脐中四边（Qízhōngsìbiān）

【标准定位】位于腹中部，当脐中上、下、左、右各开1寸处（包括脐上水分和脐下阴交两个任脉经穴）（图2-37）。

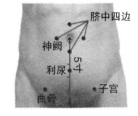

图 2-37 脐中四边、利尿、子宫穴

【主治】消化系统疾病：胃痉挛，肠鸣音亢进，急慢胃肠炎，胃扩张，消化不良。其他：癫痫等。

2. 利尿（Lìniào）

【取法】在下腹部，神阙穴与耻骨联合上缘连线的中点取穴（图2-37）。

【主治】泌尿生殖系统疾病：尿潴留，泌尿系感染，遗尿。其他：急、慢性胃肠炎，胃下垂等。

3. 子宫（Zǐgōng）（EX-CA 1）

【标准定位】在下腹部，脐中下4寸，前正中线旁开3寸（图2-37）。

【主治】妇科系统疾病：月经不调，痛经，子宫脱垂，功能性子宫出血，不孕症，子宫内膜炎，盆腔炎。其他：肾盂肾炎，膀胱炎，阑尾炎等。

（三）项背腰部奇穴

1. 颈百劳（Jǐngbǎiláo）（EX-HN 15）

【标准定位】在颈部，第7颈椎棘突直上2寸，后正中线旁开1寸（图2-38）。

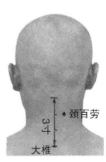

图 2-38 颈百劳穴

【主治】呼吸系统疾病：支气管炎，支气管

哮喘，肺结核。其他：颈椎病等。

2. 定喘（Dìngchuǎn）(EX-B 1)

【标准定位】在脊柱区，横平第7颈椎棘突下，后正中线旁开0.5寸（图2-39）。

【主治】呼吸系统疾病：支气管炎，支气管哮喘，百日咳。其他：麻疹，肩背软组织疾患，落枕等。

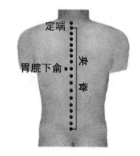

图2-39　定喘、胃脘下俞、夹脊穴

3. 胃脘下俞（Wèiwǎnxiàshū）(EX-B 3)

【标准定位】在脊柱区，横平第8胸椎棘突下，后正中线旁开1.5寸（图2-39）。

【主治】消化系统疾病：胃炎，胰腺炎。其他：支气管炎，肋间胸膜炎，肋间神经痛等。

4. 夹脊（Jiājí）(EX-B 2)

【标准定位】在脊柱区，第1胸椎至第5腰椎棘突下两侧，后正中线旁开0.5寸，一侧17穴（图2-39）。

【主治】适应范围较大，其中上胸部的穴位治疗心、肺和上肢疾患；下胸部的穴位治疗胃肠疾患；腰部的穴位治疗腰、腹和下肢疾患。

（四）上肢部奇穴

1. 十宣（Shíxuān）(EX-UE 11)

【标准定位】在手指，十指尖端，距指甲游离缘0.1寸（指寸），左右共10穴（图2-40）。

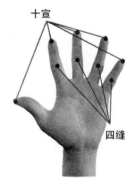

图2-40　十宣、四缝穴

【主治】精神神经系统疾病：昏迷，休克。其他：急性咽喉炎，急性胃肠炎，扁桃体炎，高血压等。

2. 四缝（Sìfèng）（EX-UE 10）

【标准定位】在手指，第2至第5指掌面的近侧指间关节横纹的中央，一手4穴（图2-40）。

【主治】百日咳，哮喘，小儿消化不良，肠蛔虫病。

3. 八邪（Bāxié）（EX-UE 9）

【标准定位】在手背，第1至第5指间。指蹼缘后方赤白肉际处，左右共8穴（图2-41）。

【主治】运动系统疾病：手指关节疾病，手指麻木。其他：头痛，咽痛。

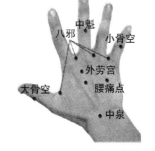

图2-41 八邪、大骨空、中魁、小骨空、腰痛点、外劳宫、中泉穴

4. 大骨空（Dàgǔkōng）（EX-UE 5）

【标准定位】在手指，拇指背面，指间关节的中点处（图2-41）。

【主治】五官科系统疾病：结膜炎，角膜炎，白内障，鼻出血等。其他：急性胃肠炎。

5. 中魁（Zhōngkuí）（EX-UE 4）

【标准定位】在手指，中指背面，近侧指间关节的中点处（图2-41）。

【主治】消化系统疾病：急性胃炎，贲门梗阻等。其他：鼻出血。

6. 小骨空（Xiǎogǔkōng）（EX-UE 6）

【标准定位】在手指，小指背面，近侧指间关节的中点处（图2-41）。

【主治】眼病，咽喉炎，掌指关节痛等。

7. 腰痛点（Yāotòngdiǎn）（EX-UE 7）

【标准定位】在手背，当第2、3掌骨及第4、5掌骨间，腕背侧远端横纹与掌指关节中点处，一侧两穴（图2-41）。

【主治】急性腰扭伤。

8. 外劳宫（Wàiláogōng）（EX-UE 8）

【标准定位】在手背，第2、3掌骨间，掌指关节后0.5寸（指寸）凹陷中（图2-41）。

【主治】运动系统疾病：颈椎病，落枕。其他：偏头痛，咽喉炎。

9. 中泉（Zhōngquán）（EX-UE 3）

【标准定位】在前臂后区，腕背侧远端横纹上，指总伸肌腱桡侧的凹陷中（图2-41）。

【主治】呼吸系统疾病：支气管炎，支气管哮喘。消化系统疾病：胃炎，肠炎等。

（五）下肢部奇穴

1. 气端（Qìduān）（EX-LE 12）

【标准定位】在足趾，十趾端的中央，距趾甲游离缘0.1寸（指寸），左右共10穴（图2-42）。

【主治】精神神经系统疾病：足趾麻木，脑血管意外急救。其他：睑腺炎。

2. 独阴（Dúyīn）（EX-LE 11）

【标准定位】在足底，第2趾的跖侧远端趾间关节的中点（图2-42）。

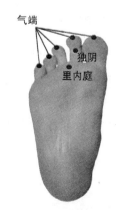

图2-42 气端、独阴、里内庭穴

【主治】心绞痛，月经不调。

3. 里内庭（Lǐnèitíng）

【标准定位】在足掌面，第2、3跖趾关节前方凹陷中（图2-42）。

【主治】癫痫，骨痉挛，足趾麻木。

4. 八风（Bāfēng）（EX-LE 10）

【标准定位】在足背，第1~5趾间，趾蹼缘后方赤白肉际处，左右共8穴（图2-43）。

【主治】头痛，牙痛，胃痛，月经不调。

5. 阑尾穴（Lánwěixué）（EX-LE 7）

【标准定位】在小腿外侧，髌韧带外侧凹陷下5寸，胫骨前嵴外一横指（图2-44）。

【主治】消化系统疾病：急、慢性阑尾炎，胃炎，消化不良。其他：下肢瘫痪。

6. 胆囊穴（Dǎnnángxué）（EX-LE 6）

【标准定位】在小腿外侧，腓骨小头直下2寸（图2-44）。

【主治】消化系统疾病：急、慢性胆囊炎，胆石症，胆绞痛。其他：下肢瘫痪。

7. 内膝眼（Nèixīyǎn）（EX-LE 4）

【标准定位】在膝部，髌韧带两侧凹陷处的中央，在内侧的称内膝眼，在外侧的称外膝眼（图2-45）。

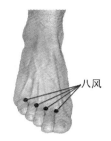

图2-43 八风穴

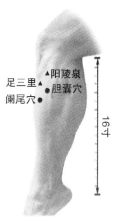

图2-44 阑尾穴、胆囊穴

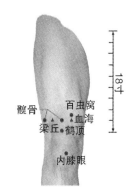

图2-45 内膝眼、鹤顶、百虫窝、髌骨穴

【主治】各种原因所致的膝关节炎，髌骨软化症等。

8. 鹤顶（Hèdǐng）（EX-LE 2）

【标准定位】在膝前区，髌底中点的上方凹陷处（图2-45）。
【主治】膝关节炎，脑血管病后遗症。

9. 百虫窝（Bǎichóngwō）（EX-LE 3）

【标准定位】在股前区，髌底内侧端上3寸（图2-45）。
【主治】皮肤疾病：荨麻疹，风疹，皮肤瘙痒症，湿疹。其他：蛔虫病等。

10. 髋骨（Kuāngǔ）（EX-LE 1）

【标准定位】在股前区，当梁丘（ST 34）两旁各1.5寸，一侧两穴（图2-45）。
【主治】膝关节炎。

第三章

砭石疗法治百病

感冒

感冒（包括流感）又称伤风，是由多种病毒、细菌引起的常见的上呼吸道传染病，男女老少均易感染，四季皆可发生，尤以冬、春季气候骤变时为多，在受寒、淋雨、少眠、过劳、不适等正气抵御不住病邪的情况下诱发。

主要表现为鼻塞、流涕、喷嚏、咽痒、咽痛、咳嗽、头痛、周身酸痛、乏力、恶寒、发热等，若治疗不及时，可发展或并发其他疾病，如气管炎、肺炎、心肌炎等，可此时药物经常显得无能为力，不怎么管用（过滤性病毒种类繁多、变异快，服用的抗生素类药只可能对其中的一种有效，而且有毒副作用），过了些日子，不知怎么回事，病慢慢地好了，其实病好了的真正原因是自身免疫力起了作用。有的人就没"抗"过去，病情反而加重，看来提高免疫力是问题的关键。砭术在疏通经络、调理气血、提高自身免疫力方面有独到的优势。

【辨证】

本病临床上常见三种类型。

（1）风寒证

临床表现：恶寒重，发热轻，鼻流清涕，咽痒，无汗，咳痰稀白，舌苔薄白，脉浮紧。

证候分析：风寒外袭肌表，邪气侵入皮毛，寒为阴邪，卫阳被郁，故症见恶寒重、发热轻。风寒上受，肺气不宣而致鼻流清涕、咽痒、咳痰稀白。风寒在表，脉浮紧，寒而苔薄白。

（2）风热证

临床表现：发热较重，微恶风寒，鼻流黄浊涕，咽痛，汗出，咳痰黄稠，舌苔薄黄，脉浮数。

证候分析：风袭于人，风热为阳邪，风热袭表，皮毛疏泄失度，故见发热较重，微恶风寒。风热犯肺，故见鼻流黄浊涕、咽痛、咳痰黄稠。苔薄黄、脉浮数均为风热之征。

（3）暑湿证

临床表现：身热，微恶风，汗少，鼻流浊涕，或口中黏腻，头重，胸闷，泛恶，苔腻，脉濡数。

证候分析：盛夏感冒，感受当令之暑邪，暑湿并重，暑湿伤表，表卫不和，故身热、微恶风、汗少；风暑加湿，上犯清空，头重；暑热犯肺，肺气不清，故见鼻流浊涕，或口中黏腻；湿热中阻，气机不展而胸闷，泛恶。苔腻、脉濡数均为暑湿夹热之征。若感受非时之邪，且发病急、病情重，并有传染性，可引起暴发或大流行，故称"流行性感冒"，古称"时行感冒"。

【砭石疗法】

（1）治则　祛风散邪，宣降肺气。

（2）操作方法

①用砭板尾端刺风府、大椎、肩井、曲池、合谷、尺泽、列缺、足三里（图3-1～图3-8）。

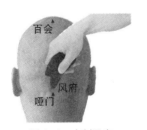

图3-1　点刺风府

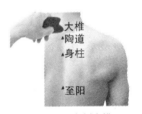

图3-2　点刺大椎

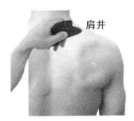

图3-3　点刺肩井

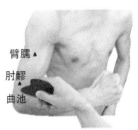

图3-4　点刺曲池

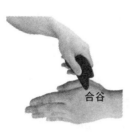

图 3-5　点刺合谷

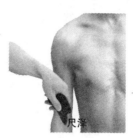

图 3-6　点刺尺泽

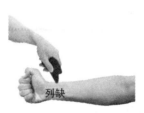

图 3-7　点刺列缺

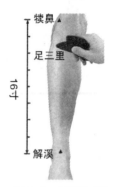

图 3-8　点刺足三里

②用砭具揉患者背部膀胱经，旋后颈根及两肩胛之间部位使其发热（图3-9）。

③用砭板刮头部枕骨至肩胛骨下沿横线处（图3-10）。

④用砭板拍小臂内侧（图3-11）。

⑤用砭板重刮小臂内侧，从肘窝至腕部（图3-12）。

⑥用加热砭板以大椎穴为中心做温法。

（3）方义　风府为督脉穴，是治风要穴。督脉为阳脉之海，主

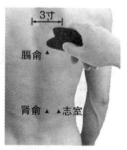

图 3-9　揉膀胱经

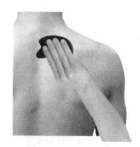

图 3-10　刮头部枕骨至肩胛骨下

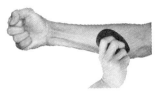

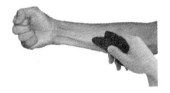

图 3-11　轻拍小臂内侧　　　　　　　图 3-12　重刮小臂内侧

表，故刺风府穴有散风解表的作用。大椎为督脉穴，故刺激大椎有解表的作用。曲池为大肠经穴、合谷为大肠经原穴，大肠与肺相表里，列缺为肺经络穴，原络配穴，诸穴合用有祛风宣肺之功。尺泽为肺经合穴，合治内府，足三里为胃经合穴，健脾和胃，增强机体免疫力。人的背腰部正中是督脉，向两侧旁开5寸是28对华佗夹脊穴。棘突两侧旁开1.5寸和3寸、从上至下贯穿背腰部的4条线是足太阳膀胱经。五脏六腑之气输注到背部的重要穴位叫俞穴，这些俞穴都分布在膀胱经上。国外最新研究成果证实：人的背部有大量的免疫细胞，平时处于休眠状态。用砭板经常刮拭背腰部能激活、调动背部的免疫细胞，并可扶正祛邪，调达脏腑之经气，促进气血的运行，从而调治人的呼吸系统、心血管系统、泌尿生殖系统的疾病。正是：经常刮后背，简便又易会，防病且治病，活到一百岁。

支气管炎

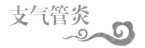

本病属于中医学的"咳嗽""痰饮""咳喘"范畴。中医学虽无支气管炎的病名，但其临床表现与中医文献中的"外感咳嗽"非常接近。急性支气管炎为外邪侵袭肺、肺失宣肃、气道不利、肺气上逆所致。慢性支气管炎则多因肺脏虚弱或他脏有病累及于肺，使肺之宣肃功能失常而发病。

【辨证】

本病临床分为以下几个证型。

1. 外感咳嗽

（1）风寒袭肺

临床表现：咳嗽声重、气急，咽痒，咳痰稀薄色白，常伴鼻塞、流清涕、头痛，肢体酸痛，恶寒发热，无汗等表证。

证候分析：风寒袭肺，肺气壅塞不得宣通，故咳嗽声重，气急；风寒上受，肺窍不利，则鼻塞、流清涕、咽痒；寒邪郁肺，气不布津，凝聚为痰，故咳痰稀薄色白；风寒外袭肌腠，故伴有头痛、肢体酸痛、恶寒发热、无汗等表证。

（2）风热犯肺

临床表现：咳嗽频剧，气粗或咳声嘶哑，喉燥咽痛，咯痰不爽，痰黏稠或稠黄，咳时汗出，常伴鼻流黄涕、口渴、头痛、肢楚、恶风、身热等表证，舌苔薄黄，脉浮数。

证候分析：风热犯肺，肺失清肃，而咳嗽频剧，气粗或咳声嘶哑；肺热伤津，则口渴，喉燥咽痛；肺热内郁，蒸液成痰，故咳痰不爽，痰黏稠或稠黄，鼻流黄涕；风热犯表，卫表不和，而见汗出等表热证。苔薄黄，脉浮数皆属风热在表之征。

（3）风燥伤肺

临床表现：干咳，连声作呛，咽痒，咽喉干痛，鼻唇干燥，无痰或痰少而黏连成丝，不易咯出，或痰中带有血丝，口干，初起或伴鼻塞、头痛、微寒、身热等症，舌苔薄白或薄黄，脉浮数。

证候分析：风燥伤肺，肺失清润，故见干咳，连声作呛；燥热灼津，则咽痒、咽喉干痛、鼻唇干燥、无痰或痰少而粘连成丝，不易咯出；燥热伤肺，肺络受损，故痰中带有血丝；舌苔薄白或薄黄、脉浮数均属燥热之征。

2. 内伤咳嗽

（1）痰湿蕴肺

临床表现：咳嗽反复发作，咳声重浊，痰多，因痰而咳，痰出咳止，痰黏腻或稠厚成块，色白或带灰色，早晨或食后则咳甚痰多，进甘甜油腻食物加重，胸闷，脘痞呕恶，食少，体倦，大便时溏，舌苔白腻，脉象濡滑。

证候分析：脾湿生痰，上渍于肺，壅恶肺气，故咳嗽反复发作、咳声重浊、痰多、质黏腻或稠厚成块；脾运不健，故进甘甜油腻食物反助湿生痰，湿痰中阻，则胸闷、脘痞呕恶；脾气虚弱，故食少、体倦、大便时溏；舌苔白腻、脉象濡滑均为痰湿内盛之征。

（2）肝火犯肺

临床表现：上气咳逆阵作，咳时面赤，咽干，常感痰滞咽喉，咯之难出，量少质黏，或痰如絮条，胸胁胀气，咳时引痛，口干苦，症状可随情绪波动而变化，舌苔薄黄少津，脉象弦数。

证候分析：肝气郁结化火，上逆侮肺，肺失肃降，以致上气咳逆阵作；肝火上炎，故咳时面赤、咽干、口苦；木火刑金，炼液成痰，则痰滞咽喉、咯之难出、量少质黏、痰如絮条；肝脉布两胁，上注于肺，肝肺络气不和，故胸胁胀气、咳时引痛；舌苔脉象均为肝火肺热之征。

【砭石疗法】

（1）治则　宣降肺气，化痰止咳。

（2）操作方法

①温法：将砭具加热后放在背部和前胸做温法。

②刮法：用砭具在颈后、背部及前胸做刮法。

③点刺法：用砭具点刺肺俞、定喘、膏肓、肾俞、天突、膻中、气海、关元、列缺、尺泽、足三里、丰隆（图3-13～图3-24）。

④按揉法：用砭具揉按患者背部（图3-25）。

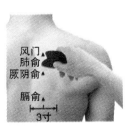

图3-13　点刺肺俞

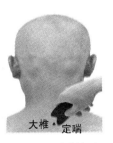

图3-14　点刺定喘

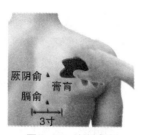

图 3-15　点刺膏肓

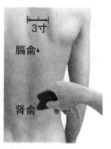

图 3-16　点刺肾俞

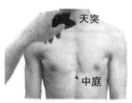

图 3-17　点刺天突

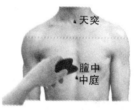

图 3-18　点刺膻中

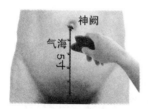

图 3-19　点刺气海

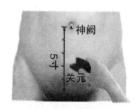

图 3-20　点刺关元

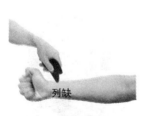

图 3-21　点刺列缺

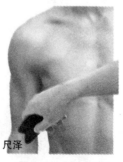

图 3-22　点刺尺泽

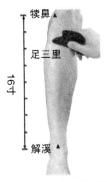

图 3-23　点刺足三里

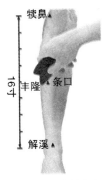

图 3-24　点刺丰隆

（3）方义　肺位于胸腔，将砭具加热后放在胸背部，能温肺止咳。在颈后、背部及前胸做刮法，能清除肺邪。肺俞、肾俞为肺肾的背俞穴，能补肺肾之气。定喘为治咳喘经验穴。膏肓能补虚理肺止咳。膻中宽胸理气。气海、关元理虚补元。足三里为胃经下合穴，能培土生金。丰隆为化痰要穴。列缺为肺经络穴能宣肺止咳。尺泽为肺经合穴，合治内府，肃肺化痰，降逆平喘。

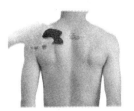

图 3-25　揉背部

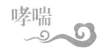

哮喘

　　哮喘是哮与喘的合称。哮是一种发作性的痰鸣气喘疾患，以呼吸急促、喉间哮鸣有声为特征，喘是指呼吸困难，甚至张口抬肩，鼻翼扇动，不能平卧，伴胸闷、气急等。哮指声响而言，喘指呼吸而言，哮必兼喘，喘未必兼哮，两者常同时兼见，不易分开，故常合称。

【辨证】

本病常见的临床证型如下。

（1）冷哮

临床表现：呼吸急促，喉中痰鸣，胸痞满闷如塞，咳不甚，痰少咳吐不爽，面色晦暗，口不渴，喜热饮，天冷或受寒易发，舌苔白滑，脉弦紧，或浮紧。

证候分析：寒痰伏肺，痰阻气道，胸痞满闷，肺气郁闭，不得宣畅；内有寒痰，邪未化热，故口不渴，或喜热饮；复感外寒，则见舌苔白滑，脉浮紧。

（2）热哮

临床表现：呼吸急促，气粗息涌，喉中痰鸣，胸高胁胀，咳呛阵作，痰黄黏稠，排吐不利，口渴喜饮，口苦，不恶寒，舌质红，苔黄腻，脉滑数，或弦滑。

证候分析：痰热壅肺，肺失肃降，肺气上逆，故呼吸急促，气粗息涌，喉中痰鸣，胸高胁胀，咳呛阵作；热蒸液聚生痰，痰热胶结，故痰黄黏稠，排吐不利；痰火上蒸，故口苦；热伤津液，则口渴喜饮，并有痰热内盛之舌苔脉象。

（3）虚哮

临床表现：形体消瘦，素体怯寒，气少无力，腰酸肢软，呼吸急促，喉中痰鸣，舌淡苔少，脉象虚弱。

证候分析：肺虚多自汗怕风，易感外邪而气短声低，喉中哮鸣；脾虚多因饮食不当而气短不足以吸；肾虚，平素短气息促，动则尤甚，吸气不利，劳累后而哮易发。

【砭石疗法】

（1）治则　宣降肺气，化痰平喘。

（2）处方及操作方法

①刺法：用砭具点刺定喘、膻中、尺泽、列缺、肺俞、太渊、足三里穴（图3-26～图3-32）。

②感法：可在前胸佩戴砭石佩。

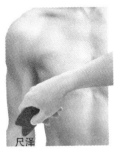

图 3-26　点刺定喘

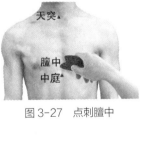

图 3-27　点刺膻中

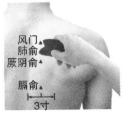

图 3-28　点刺尺泽

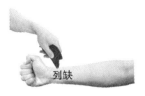

图 3-29　点刺列缺

图 3-30　点刺肺俞

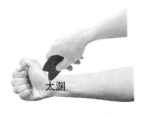

图 3-31　点刺太渊

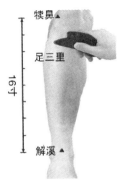

图 3-32　点刺足三里

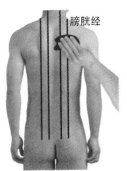

图 3-33　刮膀胱经

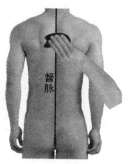

图3-34 刮督脉

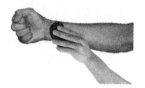

图3-35 刮前臂内侧

③刮法：刮后背膀胱经、督脉及前臂内侧（图3-33~图3-35）。

④温法：在肺俞穴放加热的砭石块。

（3）方义　定喘是经外奇穴，为治疗哮喘的经验穴，有降气平喘的作用。膻中是气海，能宽胸理气。列缺为肺经络穴，尺泽为肺经合穴，合治内府。足三里为胃经合穴，健脾和胃，增强机体免疫力。太渊为肺经原穴，五脏有疾取十二原。肺俞为肺经背俞穴，可调理肺气、宣肺平喘。督脉为阳脉之海，刮督脉调节人体阳气。膀胱经上有脏腑背俞穴，且膀胱经主表，刮膀胱经可宣散邪气，增强人体免疫力。

肺气肿

本病属中医学的"肺胀""虚喘"等范畴，《灵枢·胀论》说："肺胀者，虚满而喘咳"。致病原因为久病肺虚，易感外邪，痰浊潴留致使病情逐渐加重演变而成，故其发生、发展有内外因两方面因素。

【辨证】

（1）痰浊壅肺

临床表现：咳嗽痰多，色白黏腻或成泡沫，短气喘息，稍劳即著，怕风易汗，脘痞纳少，倦怠乏力，舌质偏淡、苔薄腻或浊腻，脉小滑。

证候分析：肺虚脾弱，痰浊内生，上逆于肺，则咳嗽、痰多色白黏腻；痰从寒化成饮，则痰成泡沫状；肺气虚弱，复加气因痰阻，故短气喘息，稍劳即著；肺虚卫表不和，则怕风易汗；肺病及脾，脾气虚弱，健运失常，故见脘痞纳少，倦怠乏力。舌质偏淡，苔薄腻或浊腻，脉小滑为肺脾气虚，痰浊内蕴之候。

（2）痰热郁肺

临床表现：咳逆喘息气粗，烦躁，胸满，痰黄或白、黏稠难咯；或身热微恶寒，有汗不多，溲黄，便干，口渴，舌红，舌苔黄或黄腻，脉数或滑数。

证候分析：痰浊内蕴化热，痰热壅肺，故痰黄或白，黏稠难咯；肺热内郁，清肃失司，肺气上逆，则咳逆喘息气粗、烦躁、胸满、溲黄、便干；复感外邪，风热犯肺，故见发热、微恶寒、有汗不多等表证；口渴，舌红，苔黄或黄腻，脉数或滑数均为痰热内郁之征。

（3）痰蒙神窍

临床表现：神志恍惚，谵妄，烦躁不安，撮空理线，表情淡漠，嗜睡，昏迷，或肢体动，抽搐，咳逆喘促，咯痰不爽，苔白腻或淡黄腻，舌质暗红或淡紫，脉细滑数。

证候分析：痰迷心窍，蒙蔽神机，故见神志恍惚、谵妄、烦躁不安、撮空理线、嗜睡、昏迷；肝风内动，则肢体动、抽搐；肺虚痰蕴，故咳逆喘促、咯痰不爽。苔白腻或淡黄腻，脉细滑数为痰浊内蕴之象；舌质暗红或淡紫乃心血瘀阻之征。

（4）肺肾气虚

临床表现：呼吸浅短难续，声低气怯，甚则张口抬肩，倚息不能平卧，咳嗽，痰白如沫，咯吐不利，胸闷，心慌，形寒汗出，舌淡或黯紫，脉沉细数无力，或有结代。

证候分析：脾肾两虚，不能主气、纳气，故呼吸浅短难续、声低气怯，甚则张口抬肩、倚息不能平卧；寒饮伏肺，肾虚水泛则咳嗽、痰白如沫、咯吐不利；肺病及心，心气虚弱，故心慌动悸、形寒汗出；肺失治节，气不帅血，气滞血瘀，则见舌淡或黯紫，脉沉细数无力，或有结代。

（5）阳虚水泛

临床表现：面浮，下肢肿，甚则一身悉肿，腹部胀满有水，心悸，喘咳，咯痰清稀，脘痞，纳差，尿少，怕冷，面唇青紫，苔白滑，舌胖质黯，脉沉细。

证候分析：肺脾肾阳气衰微，气不化水，水邪泛滥则面浮、肢体尽肿；水饮上凌心肺，故心悸、喘咳、咯痰清稀；脾阳虚衰，健运失职则脘痞、纳差；寒水内盛，故尿少、怕冷；阳虚血瘀，则面唇青紫、舌质黯；苔白滑，舌胖，脉沉细为阳虚水停之征。

【砭石疗法】

（1）治则 补肺纳肾、降气平喘、温阳化饮利水。

（2）操作方法

①温法：将两块砭石块置于50℃~70℃的水中浸泡数分钟，拭干后予治疗巾包好，平整置于患者督脉部位30分钟。

②刺法：用砭具点刺尺泽、太渊、足三里、肺俞、大椎等穴（图3-36 ~ 图3-40）。

③刮法：用砭板刮背上部、颈后部、臂内侧（图3-41 ~ 图3-42）。

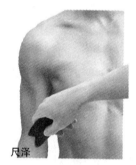

图 3-36　点刺尺泽

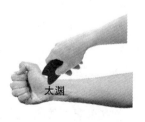

图 3-37　点刺太渊

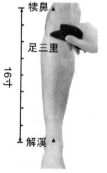

图 3-38　点刺足三里

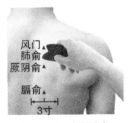

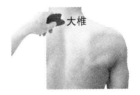

图3-39　点刺肺俞　　　　　　　　　图3-40　点刺大椎

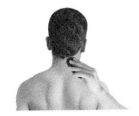

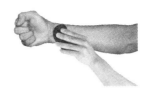

图3-41　刮颈后部、背上部　　　　　图3-42　刮前臂内侧

（3）方义　尺泽为肺经合穴，合治内府，足三里为胃经合穴，健脾和胃，增强机体免疫力。太渊为肺经原穴，五脏有疾取十二原。肺俞为肺经背俞穴，可调理肺气，宣肺平喘。《庄子·养生主》："缘督以为经，可以保身，可以全生，可以养亲，可以尽年。"督脉循身于背，背为阳，对全身阳经脉气有统率、督促的作用，故有"总督诸阳"和"阳脉之海"的说法，督脉循行于背部正中，脉气多与手足三阳经相交会，大椎位其正中，而督脉与内脏有着复杂的联系，运用砭石温法，作用于背部督脉，可直接改善大脑和全身的气血运行，促进机体代谢，从而使人体阴阳达到新的平衡。

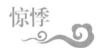

惊悸

惊悸又名心悸、怔忡，是自觉心中悸动，惊惕不安。心悸多由外因引起，病情较轻，怔忡多由内因引起，病情较重。患者自觉心

中悸动不安，坐卧不宁，心虚胆怯难以自持，恶闻声响，伴有失眠、健忘、头晕、耳鸣等。

【辨证】

（1）心虚胆怯

临床表现：心悸不宁，善惊易恐，坐卧不安，少寐多梦而易惊醒，恶闻声响，苔薄白，脉细数或虚弦。

证候分析：惊则气乱，心神不能自主，发为惊悸；心不藏神，心中惕惕，则善惊易恐，坐卧不安，多寐少梦；脉细数或虚弦为心神不安、气血逆乱之象。

（2）心血不足

临床表现：心悸气短，头晕目眩，少寐多梦，健忘，面色无华，神疲乏力，舌淡红，脉细弱。

证候分析：心主血脉，其华在面，血虚故面色不华；心血不足，不能养心，故而心悸；心血亏虚不能上营于脑，故而头晕；血亏气虚故神疲乏力。

（3）阴虚火旺

临床表现：心悸易惊，心烦失眠，五心烦热，口干，盗汗，思虑劳心则症状加重，伴有耳鸣、腰酸、头晕目眩，舌红少津，苔薄黄或少苔，脉细数。

证候分析：肾阴不足，水不济火，不能上济于心，以致心火内动，扰动心神，故而心悸而烦、不得安寐；阴亏于下，则见腰酸；阳扰于上，则眩晕耳鸣；五心烦热，口干，盗汗，舌红少津，少苔，脉细数，均为阴虚火旺之征。

（4）心阳不振

临床表现：心悸不安，胸闷气短，动则尤甚，面色苍白，形寒肢冷，舌淡、苔白，脉虚弱，或沉细无力。

证候分析：久病体虚，损伤心阳，心失温养，故心悸不安；心中阳气不足，故胸闷气短；心阳虚衰，血液运行迟缓，肢体失于温煦，故面色苍白，形寒肢冷；舌淡苔白，脉虚弱，或沉细无力，均为心阳不足、鼓动无力之征。

（5）水饮凌心

临床表现：心悸，胸闷痞满，渴不欲饮，下肢浮肿，形寒肢冷，伴有眩晕，恶心呕吐，流涎，小便短少，舌淡苔滑或沉细而滑。

证候分析：水为阴邪，赖阳气化之，今阳虚不能化水，水邪内停，上凌于心，故见心悸；阳气不能达于四肢，不能充于肌表，故形寒肢冷；饮阻于中，清阳不升，则见眩晕；气机不利，故胸脘痞满；如气化不利，水液内停，则渴不欲饮，小便短少或下肢浮肿；饮邪上逆，则恶心吐涎；舌苔白滑，脉象弦滑，亦为水饮内停之象。

（6）心血瘀阻

临床表现：心悸不安，胸闷不适，心痛时作，痛如针刺，唇甲青紫，舌质紫暗或有瘀斑，脉涩或结或代。

证候分析：心主血脉，心脉瘀阻，心失所养，故心悸不安；血瘀气滞，心阳被遏，则胸闷不适；心络挛急，则心痛时作；脉络瘀阻，故见唇甲青紫；舌质紫暗或有瘀斑，脉涩或结或代，均为瘀血蓄积、心阳阻遏之征。

【砭石疗法】

（1）治则　镇惊定悸，宁心安神。

（2）操作方法及处方

①感法：佩戴泗滨浮石佩。

②刺法：点刺百会、神门、内关、心俞、脾俞、丰隆（图3-43～图3-48）。

③刮法：刮肩部、背部（图3-49）。

④温法：在以心俞为中心的背部放温热砭。

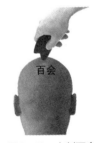

图3-43　点刺百会

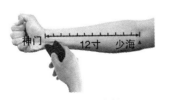

图3-44　点刺神门

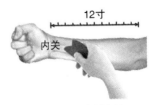

图3-45　点刺内关

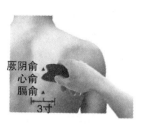

图 3-46 点刺心俞

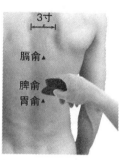

图 3-47 点刺脾俞

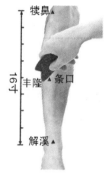

图 3-48 点刺丰隆

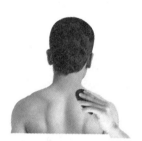

图 3-49 刮肩部

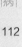

（3）方义　百会位于巅顶，具有镇静安神之效，神门为心经原穴，内关为心包络穴，点刺二穴具有宁心安神的作用。心俞为心经背俞穴，脾俞为脾经背俞穴，两穴合用，健脾养心。丰隆化痰健脾，运化水湿。

失眠

失眠是以经常不能获得正常睡眠为特征的一种病症，或不易入睡，或寐而易醒或醒后不能再睡，甚则彻夜不眠，亦称不寐。患者睡眠质量差，晚上难以入睡，白天头痛、头晕，疲倦乏力，健忘，或伴有烦躁易怒等精神症状。

【辨证】

（1）肝火扰心

临床表现：不寐多梦，甚则彻夜不眠，急躁易怒，伴头晕头胀，目赤耳鸣，口干而苦，不思饮食，便秘溲赤，舌红苔黄，脉弦而数。

证候分析：恼怒伤肝，肝失条达，气郁化火，上扰心神则不寐；肝气犯胃则不思饮食，火热上扰则目赤口苦；便秘溲赤，舌红苔黄，脉弦而数，均为热象。

（2）痰热扰心

临床表现：心烦不寐，脘痞，泛恶嗳气，伴口苦，头重，目眩，舌偏红，苔黄腻，脉滑数。

证候分析：痰热上扰，心烦不寐；宿食痰湿壅遏于中则胸闷；清阳被蒙，故头重目眩；痰食停滞则气机不畅，胃失和降，故症见泛恶嗳气；舌红，苔黄腻，脉滑数，为痰热、宿食内停之征。

（3）心脾两虚

临床表现：不易入睡，心悸健忘，伴头晕目眩，四肢倦怠，腹胀便溏，面色少华，苔薄。

证候分析：心主血，脾为生血之源，心脾亏虚，血不养心，则神不守舍，多梦易醒，心悸健忘；气血亏虚，不能上奉于脑，则头晕目眩，不能上荣于面，则面色少华，舌质淡；脾虚失运化则神疲食少；气虚血少，故四肢倦怠，脉细无力。

（4）心肾不交

临床表现：心烦不寐，入睡困难，心悸多梦，伴头晕耳鸣，腰膝酸软，潮热盗汗，五心烦热，咽干少津，男子遗精，女子月经不调，舌红少苔，脉细数。

证候分析：心肾不交，肾阴不足，则头晕耳鸣、腰膝酸软、潮热盗汗、五心烦热、咽干少津、男子遗精、女子月经不调、舌红少苔、脉细数；心火偏亢，火扰心神则心烦不寐、入睡困难、心悸多梦。

（5）心胆气虚

临床表现：虚烦不寐，触事易惊，终日惕惕，胆怯心悸，伴气短自汗，倦怠乏力，舌淡，脉弦细。

证候分析：心虚则心神不安；胆虚则善惊易恐，故触事易惊，终日惕惕，胆怯心悸，虚烦不寐；气短自汗、倦怠乏力、舌淡、脉弦细均为气血不足的表现。

【砭石疗法】

（1）治则　补虚泻实，调整阴阳。

（2）操作方法

①熨法：枕下可放置砭块。

②刺法：用砭具点刺百会、四神聪、印堂、太阳（图3-50~图3-53）。

③刮法：用砭具刮擦头部、颈后及肩背部（图3-54）。

④抹法：用砭具抹前额10次，沿着眉弓到太阳穴往返10次（图3-55）。

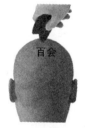

图3-50　点刺百会

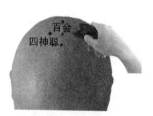

图3-51　点刺四神聪

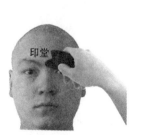

图3-52　点刺印堂

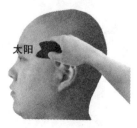

图3-53　点刺太阳

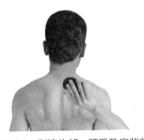

图 3-54　刮擦头部、颈后及肩背部

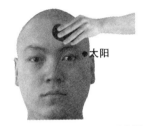

图 3-55　抹前额、眉弓至太阳

（3）方义　百会、四神聪、印堂、太阳位于头部，可直接刺激头皮，有安神镇静作用。

胸痹是指胸部闷痛，甚则胸痛彻背，短气、喘息不得卧为主症的一种疾病，轻者仅感胸闷如窒，呼吸欠畅，重者则心痛彻背、背痛彻心。

【辨证】

（1）阴寒凝滞

临床表现：胸痛彻背，疼痛剧烈，遇寒加重，得热痛减。心悸，重则喘息，不能平卧，面色苍白，四肢厥冷，舌苔白，脉弦紧。

证候分析：诸受气于胸中而转行于背，寒邪内侵致使阳气不运，气机阻闭，故见胸痛彻背、感寒则痛甚。胸阳不振，气机受阻，故见胸闷气短、心悸，甚则喘息不能平卧。阳气不足，故面色苍白、四肢厥冷。舌苔白、脉弦紧均为阴寒凝滞，阳气不运之候。

（2）痰浊壅塞

临床表现：胸闷痛如窒，痛引肩背，气短喘促，肢体沉重。患者一般形体肥胖，痰多，舌苔厚腻，脉滑。

证候分析：痰浊盘踞，胸阳失展，胸闷痛如窒；阻滞脉络，故痛引肩背；气机痹阻不畅，故见气短喘促；脾主四肢，痰浊困脾，脾气不运，故肢体沉重、形体肥胖、痰多；舌苔厚腻、脉滑均为痰浊壅阻之征。

（3）心血瘀阻

临床表现：胸部刺痛，固定不移，入夜加重。舌质紫黯，有瘀点、瘀斑，脉象沉涩。

证候分析：气郁日久，瘀血内停，络脉不通，故见胸部刺痛；血脉凝滞，故痛处固定不移；血属阴，夜也属阴，故入夜加重；瘀血阻塞，心失所养，故心悸不宁；舌质紫黯，有瘀点、瘀斑，脉沉涩，均为瘀血内停之象。

（4）心肾阴虚

临床表现：胸闷且痛，心悸盗汗，心烦不寐，腰膝酸软，耳鸣，头晕，舌质红或有紫黯，脉细数或细涩。

证候分析：病延日久，长期气血运行不畅，瘀滞痹阻，故见胸闷且痛；不能充润营养五脏，而致心肾阴虚，故见心悸盗汗、心烦不寐；肾阴虚故见耳鸣、腰膝酸软；水不涵木，肝阳偏亢，故见头晕；舌质红或有紫黯、脉细数或细涩均为阴血亏虚、心脉瘀阻之征。

（5）气阴两虚

临床表现：胸闷隐痛，时作时止，心悸气短，倦怠懒言，面色少华，头晕目眩，遇劳则甚，舌偏红或有齿印，脉细弱无力，或结代。

证候分析：胸痹日久，气阴两虚，心悸气短，气虚则无以行血，阴虚则脉络不利，均可使血气不畅，气血瘀滞，胸闷隐痛，时作时止；心脉失养，故见心悸；气虚故见气短、倦怠懒言、面色少华；阴虚阳亢故见头晕目眩；虚不耐劳故遇劳则甚；舌偏红或有齿印、脉细弱无力，或结代均为气阴两虚之征。

（6）阳气虚衰

临床表现：胸闷气短，甚则心痛彻背，心悸，汗出，畏寒，肢冷，腰酸，乏力，面色苍白，唇甲淡白或青紫，舌淡白或紫暗，脉沉细或沉微欲绝。

证候分析：阳气虚衰，胸阳不运，气机痹阻，血行瘀滞，故见胸闷气短，甚则心痛彻背；心阳不振，故见心悸、汗出；肾阳虚衰，故见畏寒、肢冷、腰酸、乏力；面色苍白，唇甲淡白或青紫，舌淡白或紫暗，脉沉细或沉微欲绝均为阳气虚衰、瘀血内阻之征。

【砭石疗法】

（1）治则　扶正祛邪，通络止痛。

（2）操作方法

①感法：可在胸前经常佩戴泗滨浮石佩或小砭板。

②温法：用砭块加热42℃～45℃，背俞、巨阙、内关、通里等温补法。

③点刺法：点刺心俞、厥阴俞、肾俞、膻中、巨阙、阴郄、气海、内关、通里（图3-56～图3-64）。

④刮法：背部、前臂内侧（图3-65，图3-66）。

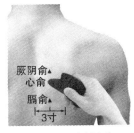

图3-56　点刺心俞

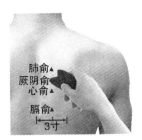

图3-57　点刺厥阴俞

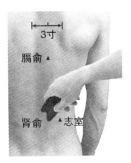

图3-58　点刺肾俞

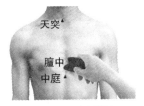

图3-59　点刺膻中

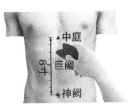

图3-60　点刺巨阙

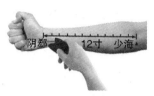

图 3-61　点刺阴郄

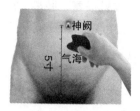

图 3-62　点刺气海

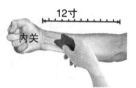

图 3-63　点刺内关

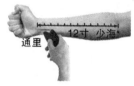

图 3-64　点刺通里

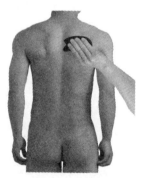

图 3-65　刮擦背部

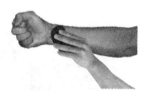

图 3-66　刮擦前臂内侧

（3）方义　痹有痹阻不通之意，砭石疗法的主要方法是温法。中医学认为气血凝滞不通可以用温熨的方法使其通畅，热行则血行，气血通畅，身体康复。心俞、厥阴俞、膻中、巨阙位于心脏附近，点刺这些穴位可直接作用于胸部，理气止痛。阴郄、内关、通里为心经和心包经穴，有调节心经经气的作用。肾俞、气海温补肾阳、元气，从而振奋心阳。

高血压病

高血压病指以体循环收缩压和（或）舒张压持续升高为主要临床表现，伴或不伴多种心血管危险因素的综合征，通常简称为高血压。中医学无高血压病名，但"眩晕""头痛"等病症的描述与高血压病的一般临床症状相近。而高血压病患者发生心、脑、肾并发症进行中医诊断时，则可分别归于"心悸""胸痹""中风""水肿"等病证中进行辨病辨证治疗。

【辨证】

临床常见如下四类证候。

（1）肝阳上亢

临床表现：头痛，眩晕，面红目赤，烦躁易怒，口干口苦，便秘溲赤，舌苔黄燥，脉弦有力。

证候分析：肝阳上亢，上冒清空，故头痛，眩晕；阳升则面红目赤；肝旺则烦躁易怒；肝火过盛，煎灼津液，故便秘溲赤；口干口苦、舌苔黄燥、脉弦有力均为肝阳上亢之征。

（2）阴虚阳亢

临床表现：头晕耳鸣，腰腿酸软，心烦热，心悸失眠，遗精，口干，舌红少苔，脉弦细数。

证候分析：精血津液亏虚，阴气亏虚，阳气失约，故头晕耳鸣；阳亢更使阴液耗伤，故口干；肾阴不足，则腰腿酸软、遗精；心主血脉，阴血不养心，心神不宁，故心悸失眠、心烦热；舌红少苔、脉弦细数均为阴虚阳亢之征。

（3）痰浊中阻

临床表现：头痛而重，胸膈痞闷，饮食不振，呕吐痰涎，肢体倦怠，苔白腻，脉弦滑。

证候分析：痰浊蒙蔽清阳，则头痛而重；痰浊中阻，浊阴不降，气机不利，胸膈痞闷、呕吐痰涎；脾阳不振，则饮食不振、肢体倦怠；苔白腻、脉弦滑均为痰浊内蕴之征。

（4）阴阳两虚

临床表现：目眩，面色白，畏寒肢冷，四肢酸软，夜尿频多，或虚烦，盗汗，颧红，舌淡红，脉沉细。

证候分析：阴阳两虚，不能濡养头窍，故目眩；阳虚则面色白、畏寒肢冷；肾阴不足，则四肢酸软，或虚烦、盗汗、颧红；肾阳不足则夜尿频多；舌淡红、脉沉细为阴阳两虚之征。

【砭石疗法】

（1）治则　滋阴降火，平肝潜阳。

（2）操作方法

①感法：长期佩戴砭石项链加项坠，每日用砭石梳沿头部各条经络由前向后梳压头部经穴，胸部任脉做刮、擦等法，可起到对胸部、头部小动脉病变的治疗与调理。使心肌收缩力增强和循环血量增加，脉血流速度加快，供血充足。

②点、刺法：用砭椎尖端点刺百会、睛明、太阳、关元、气海、中脘、大椎、合谷、足三里、三阴交、内关、神门、承山、委中、涌泉等穴（图3-67～图3-79）。

③刮擦法：用砭板刮、揉、擦任脉及腹部、肝胆经、肾经、心肺经，对颈部、督脉、膀胱经及肩膀重点刮、擦（图3-80～图3-82）。

④点、揉法：用砭板和砭锥点、揉腿部、足部，结合足底反射区和穴位来调节和控制血压，具有平肝泻火、滋阴补阳、健脾化痰、益气养血、化瘀通络、濡养肾阴、益肾气、利肾水的作用。

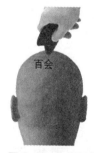

图3-67　点刺百会

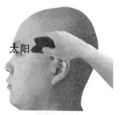

图3-68　点刺太阳

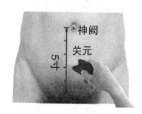

图3-69　点刺关元

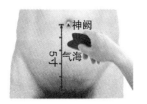

图 3-70　点刺气海

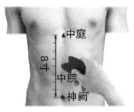

图 3-71　点刺中脘

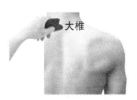

图 3-72　点刺大椎

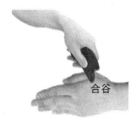

图 3-73　点刺合谷

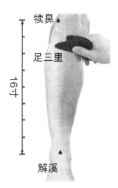

图 3-74　点刺足三里

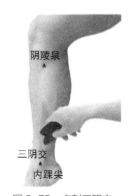

图 3-75　点刺三阴交

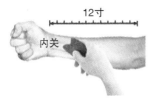

图 3-76　点刺内关

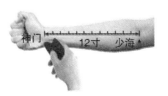

图 3-77　点刺神门

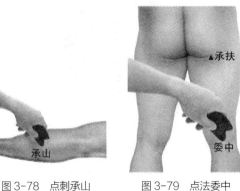

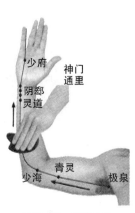

少府　神门
通里
阴郄
灵道
青灵
少海　极泉

图 3-78　点刺承山　　　图 3-79　点法委中　　　图 3-80　刮擦心经

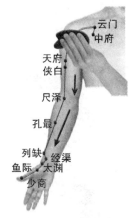

云门
中府
天府
侠白
尺泽
孔最
列缺　经渠
鱼际　太渊
少商

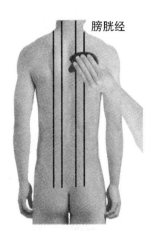

膀胱经

图 3-81　刮擦肺经　　　　　　图 3-82　刮擦膀胱经

（3）方义　百会位于巅顶，为诸阳之会，与肝经相通，施以砭术可通阳气，泻肝火。曲池、合谷清泻阳明。三阴交调补脾、肝、肾。以砭石治疗有荣筋活血、滋阴补阳、养心安神的作用。

郁证

郁证是由于情志不舒，肝气郁滞而引起的一类病证。以心情抑郁、情绪不宁、精神不振、忧心忡忡、郁郁寡欢、胸部满闷、胁肋胀痛，或易怒喜哭，或咽中如有异物哽塞、失眠等症为主要临床表现。

【辨证】

（1）肝气郁结

临床表现：精神抑郁，情绪不宁，胸部满闷，胁肋胀痛，痛无定处，脘闷嗳气，不思饮食，苔薄腻，脉弦。

证候分析：情志所伤，肝失条达，故精神抑郁、情绪不宁；肝经循少腹，挟胃，布胸胁，因肝气郁滞，肝络失和，故见胸部满闷、胁肋胀痛；肝气犯胃，胃失和降，故见脘闷嗳气、不思饮食；肝气犯脾，则大便不调；苔薄腻、脉弦为肝胃不和之象。

（2）气郁化火

临床表现：性情急躁易怒，胸胁胀满，口苦而干，或头痛，目赤，耳鸣，或嘈杂吞酸，大便秘结，舌质红，苔黄，脉弦数。

证候分析：肝郁化火，火性炎上，循肝经上行，则头痛、目赤、耳鸣；肝火犯胃，则嘈杂吞酸、口苦而干、大便秘结；舌红、苔黄、脉弦数均为肝火有余之象。

（3）痰气郁结

临床表现：精神抑郁，胸部闷塞，胁肋胀满，咽中如有物哽塞，吞之不下，咯之不出，苔白腻，脉弦滑。亦称"梅核气"。

证候分析：肝郁乘脾，脾失健运，生湿聚痰，痰气郁结于胸膈以上，故自觉咽中如有物哽塞，吞之不下，咯之不出；气失舒展，则胸部闷塞；肝气郁滞则精神抑郁，胁肋胀满；苔白腻、脉弦滑为肝郁夹湿之征。

（4）心神失养

临床表现：精神恍惚，心神不宁，多疑易惊，悲忧善哭，喜怒无常，或时时欠伸，或手舞足蹈，骂詈喊叫等，舌质淡，脉弦细。亦称"脏躁"。

证候分析：忧郁不解，心气耗伤，营气暗亏，不能奉养心神，故见精神恍惚、心神不宁等症。舌质淡、脉弦细为气郁血虚之象。

（5）心脾两虚

临床表现：多思善疑，头晕神疲，心悸胆怯，失眠健忘，纳差，面色不华，舌质淡，苔薄白，脉细。

证候分析：劳心思虑，心脾两虚，心失所养，故见心悸胆怯、失眠健忘；脾虚失于健运，气血不足，则见纳差、面色不华、舌质淡、苔薄白、脉细等症。

（6）心肾阴虚

临床表现：情绪不宁，心悸，健忘，失眠，五心烦热，盗汗，口咽干燥，舌红少津，脉细数。

证候分析：阴虚生内热，虚热扰神，则心悸、失眠、多梦、情绪不宁；心烦热、盗汗、口咽干燥、舌红少津、脉细数均为阴虚有火之象。

【砭石疗法】

（1）治则　疏肝解郁，养心安神。

（2）操作方法

①感法：佩戴泗滨浮石佩。

②刺法：点刺膻中、神门、太冲、肝俞、心俞、脾俞（图3-83～图3-87）。

③刮法：刮背部主要是督脉和膀胱经（图3-88，图3-89）。

④感法：缓慢敲击石琴。

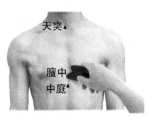

图3-83　点刺膻中

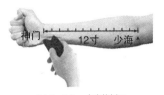

图 3-84　点刺神门

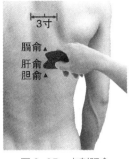

图 3-85　点刺肝俞

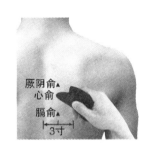

图 3-86　点刺心俞

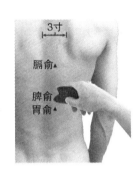

图 3-87　点刺脾俞

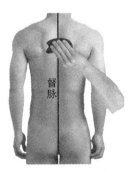

图 3-88　刮擦督脉

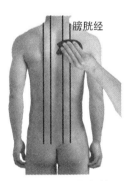

图 3-89　刮擦膀胱经

（3）方义　泗滨浮石具有石类重镇沉降之性，佩戴泗滨浮石佩用于外治，可以收安神定惊之效。膻中为气海，点刺膻中有宽胸理气的作用。太冲为肝经原穴，有疏肝解郁的作用。神门为心经原穴，宁心安神。心俞、脾俞补养心脾，养心安神。

痴呆

痴呆是由髓减脑消，神机失用所导致的一种神志异常的疾病。表现为呆傻愚笨、智能低下、善忘、记忆减退、表情淡漠、性格孤僻、顽固任性、烦躁易怒等。轻者可见神情淡漠，寡言少语，反应迟钝，善忘；重者表现为终日不语，或闭门独居，或口中喃喃，言辞颠倒，行为失常，忽笑忽哭，或不欲食，不知饥饿等。

【辨证】

（1）髓海不足

临床表现：头晕耳鸣，记忆力、计算力减退，喜卧，齿脱发白，腰酸腿软，步行艰难，舌瘦色淡，苔薄白，脉沉细弱。

证候分析：年老体衰，肾之精气衰少，精亏则髓减，脑脏失髓充养，无神不能正常用事，发为愚笨、呆傻诸症；亦因肾精不足、髓海不充而见头晕腰酸、发落齿摇；精气不足，则耳鸣目花、气短无力；尺脉细弱无力、舌黯淡、苔薄白为肾气不足之象。

（2）气血亏虚

临床表现：呆滞善忘，倦怠嗜卧，神思恍惚，失认失算，少气懒言，口齿含糊，词不达意，心悸失眠，多梦易惊，神疲乏力，面唇无华，爪甲苍白，纳呆食少，大便溏薄。舌象，舌质淡胖边有齿痕。脉细弱。

证候分析：心脾亏虚，血不养心，神不守舍，气血亏虚不能上奉于脑，故见痴呆诸症；血少气虚，故体倦思卧、心悸失眠、面唇无华；舌淡、苔薄白、脉细弱为心脾两虚、气血两亏之征。

（3）痰浊蒙窍

临床表现：表情呆钝，智力衰退，或哭笑无常，喃喃自语，或终日无语，呆若木鸡，伴纳差，痰多或流涎，头重如裹，舌淡苔白腻，脉细滑。

证候分析：脾失健运，痰浊积于胸中，蒙蔽清灵之窍，使神明不清，故头重如裹、痴呆诸症丛生；纳呆、脘腹痞满、口多痰涎乃脾虚运弱之候；舌胖质淡、苔白腻、脉细滑为痰湿内盛之征。

（4）瘀血内阻

临床表现：表情迟钝，言语不利，善忘易惊，或思维异常，行为古怪，伴肌肤甲错，面色晦暗，舌暗有瘀点或瘀斑，脉细涩。

证候分析：脑为元神之府，如气滞血瘀，使气血不能正常充养于脑，或因血瘀阻滞脉络，气血不能上荣于脑，使脑神失养，则可发为痴呆；舌质紫黯、脉细涩等均为血瘀之征。

【砭石疗法】

（1）治则　补益肾气，益精填髓。

（2）操作方法

①温法：将加热的砭块放在关元穴处。

②点刺法：用砭板点刺百会、四神聪、太溪、命门、肾俞、关元、脾俞、复溜（图3-90～图3-97）。

③揉按法：用砭具揉按足三里、三阴交、脾俞、肾俞、胃俞、关元等穴，以补法为主（图3-98～图3-103）。

④刮法：用砭具在丰隆、神门、曲池、阴陵泉、风池等穴处刮擦，用泻法（图3-104～图3-108）。

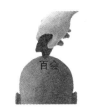

图3-90　点刺百会

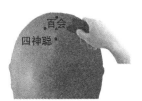

图3-91　点刺四神聪

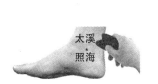

图3-92　点刺太溪

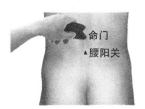

图3-93　点刺命门

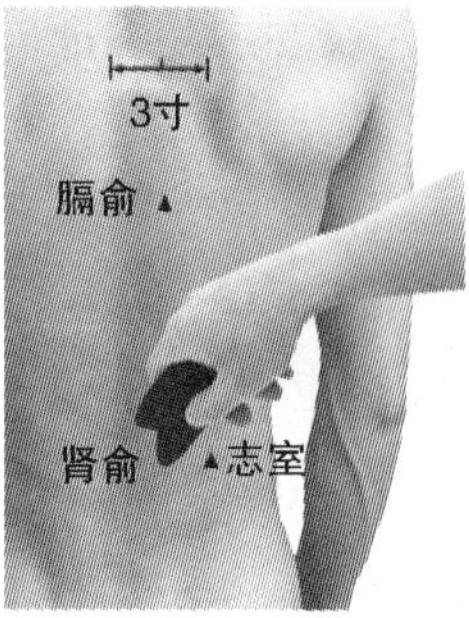

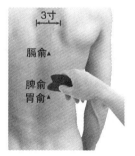

3寸

膈俞 ▲

肾俞 ▲志室

图 3-94 点刺肾俞

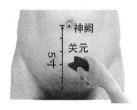

▲神阙

关元

5寸

图 3-95 点刺关元

3寸

膈俞▲

脾俞▲
胃俞▲

图 3-96 点刺脾俞

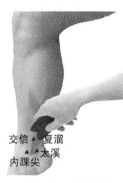

交信 ▲ 复溜
▲ 太溪
内踝尖

图 3-97 点刺复溜

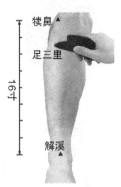

犊鼻 ▲

足三里

16寸

解溪

图 3-98 揉按足三里

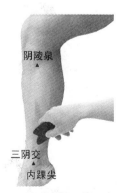

阴陵泉
▲

三阴交

内踝尖

图 3-99 揉按三阴交

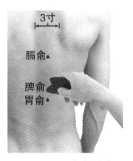

图 3-100 揉按脾俞

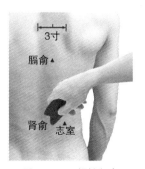

图 3-101 揉按肾俞

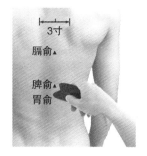

图 3-102 揉按胃俞

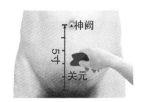

图 3-103 揉按关元

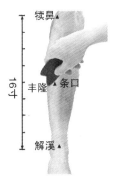

图 3-104 刮擦丰隆

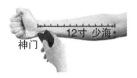

图 3-105 刮擦神门

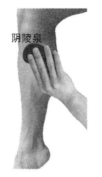
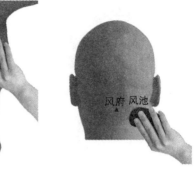

图3-106　刮擦曲池　　　图3-107　刮擦阴陵泉　　　图3-108　刮擦风池

　　（3）方义　点刺百会、四神聪直接刺激脑部以激发脑的功能。点刺太溪、命门、肾俞、关元、脾俞、复溜、阴陵泉来培补先后天之本，以健肾补脑、填精益髓。刮擦丰隆、神门、曲池、阴陵泉、风池以祛痰利湿、醒脑开窍。通过在选定的穴位进行点、刺、揉、擦、刮或热疗，同时根据中医辨证施治理论采用恰当的补泻手法，以达到调节患者机体的阴阳平衡，疏通经络，开通脑窍，促进患者康复的目的。

功能性消化不良

　　功能性消化不良是一种常见病、多发病，是指具有上腹痛、上腹胀、早饱、嗳气、食欲不振、恶心、呕吐等不适症状，经检查排除引起这些症状的器质疾病的一组临床综合征。症状可持续或反复发作，病程一般规定为超过1个月或在12个月中累计超过12周。根据临床表现不同，属于中医学"痞满""胃痛""纳呆""郁证"等范畴，功能性消化不良的病位在胃，涉及肝脾，脾胃虚弱为本，气滞血瘀、食积、痰湿等实邪为标。

【辨证】

临床上常见如下四种证型。

（1）饮食停滞

临床表现：胸脘满闷，痞塞不舒，嗳腐吞酸，或恶心呕吐，或大便不通，腹满拒按，舌苔厚腻，脉弦滑。

证候分析：暴食多饮，饮食停滞，致胃中气机阻塞，故胸脘满闷、痞塞不舒；健运失司，腐熟无权，谷浊之气不得下行而上逆，所以嗳腐吞酸或恶心呕吐；胃中饮食停滞，导致肠道传导受阻，故大便不通、腹满拒按；舌苔厚腻为食滞之象，脉弦滑为宿食之征。

（2）痰湿内阻

临床表现：胸脘痞塞，满闷不舒，头目眩晕，恶心欲吐，身重倦怠，或咳痰不爽，小便涩，舌苔腻，脉滑。

证候分析：脾不运化，痰湿内阻，胃气不降，则胸脘痞塞、满闷不舒、恶心欲吐，或咳痰不爽；水饮上犯，清阳之气不展，故头晕目眩；舌苔腻、脉滑为痰湿内阻之征。

（3）肝郁气滞

临床表现：胸脘不舒，痞塞满闷，心烦易怒，两胁作胀，时作叹息，舌苔薄白，脉弦。

证候分析：肝主疏泄而主条达，若情志不舒，则肝气郁结不得疏泄，横逆犯胃而胸脘不舒，痞塞满闷；邪乃肝之分野，而气多走窜游移，故两胁作胀；肝气郁结，气郁化火，故心烦易怒，时作叹息；舌苔薄白、脉弦均为肝气郁结之象。

（4）脾胃虚弱

临床表现：胸脘不舒，痞塞胀满，时满时减，喜热喜按，得温则舒，气短乏力，大便稀溏，舌淡苔白，脉弱无力。

证候分析：脾胃虚弱，中阳不振，水谷熟腐运化不及，故胸脘不舒、痞塞胀满、时满时减；寒得温则散，气得按而行，故喜热喜按、得温则舒；脾气虚弱运化无力，故气短乏力、大便稀溏；舌淡苔白、脉弱无力乃脾胃虚弱、中气不足之象。

（1）治则　健脾和胃，疏肝理气。

（2）操作及处方

①温法：将砭板加热后取出置于胃脘部。

②推法：用热砭块沿胸骨前从上到下推。

③刮法：从天突到曲骨施刮法（图3-109）。

④点刺法：点刺中脘、天枢、大横、关元、气海、太冲等（图3-110～图3-114）。

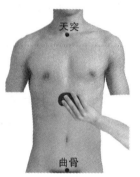

图3-109　刮天突至曲骨

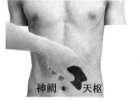

图3-110　点刺天枢

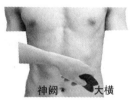

图3-111　点刺大横

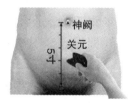

图3-112　点刺关元

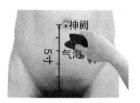

图3-113　点刺气海

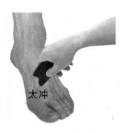

图3-114　点刺太冲

⑤摩法：用砭具在腹部做摩法。

⑥振法：在腹部进行振法。

（3）方义　运用砭石治疗功能性消化不良时，主要是利用了砭石的超声波作用和它的远红外作用。在通过与身体的刮擦，将这些有益物质传导到身体，起到治疗作用。砭石结合手法治疗，能够疏通经络，散结化瘀，通导全身，使其经络畅通，阴阳调和。中脘为胃经募穴，天枢为大肠募穴，大横为脾经穴，这三穴都位于腹部能调节胃肠功能。关元、气海为任脉穴，且位于腹部，能培补元气。太冲为肝经原穴，能疏肝理气。

慢性胃炎

慢性胃炎是胃黏膜的非特异性慢性炎症。中医学根据慢性胃炎的临床表现，将其归属于中医学"胃痞""胃脘痛"范畴，或兼"反酸"和"嘈杂"等症。

【辨证】

（1）脾胃虚弱

临床表现：胃脘隐痛，食后腹胀，恶心纳少，倦怠乏力，四肢不温，大便溏泄，舌淡苔白，脉细弱。

证候分析：脾胃虚弱病属正虚，故胃脘隐痛；脾胃气虚，受纳运化失常，故食后腹胀、恶心纳少；脾主四肢，脾虚则倦怠乏力；脾虚失运化则大便溏泄；舌淡苔白，脉细弱均为脾胃虚弱、中气不足之象。

（2）肝胃不和

临床表现：胃脘胀满，痛连两胁，嗳气，泛酸，每因烦恼郁怒而发作疼痛，苔多薄白，脉弦。

证候分析：肝主疏泄而喜条达，若情志不舒，则肝气郁结不得疏泄，横逆犯胃而作痛；胁为肝之分野，而气多走窜游移，故痛连两胁；气机不利，肝胃气逆，故脘胀、嗳气；病在气分而湿浊不甚，故苔多薄白；病在里而属肝主痛，故见脉弦。

（3）热邪犯胃

临床表现：患者胃脘灼热疼痛，嘈杂易饥，口苦咽干，泛吐酸苦水，便秘，舌质红苔薄黄，脉象弦细。

证候分析：热邪犯胃，故胃脘灼热疼痛、嘈杂、口苦咽干、泛吐酸苦水、便秘、舌质红苔薄黄；热伤阴液则脉象弦细。

（4）瘀滞伤胃

临床表现：患者胃脘刺痛或锐痛，痛处拒按，时感胃部灼热嘈杂，纳差，舌质暗紫有瘀斑、苔薄黄，脉象涩滞。

证候分析：久病气滞血瘀，则胃脘刺痛、痛处拒按；郁久化热则时感胃部灼热嘈杂，影响脾胃运化则纳差；舌质暗紫有瘀斑、苔薄黄，脉象涩滞亦为瘀血之象。

（5）湿困脾胃

临床表现：患者胃脘痞闷，纳呆，少食即感胀，口淡无味，渴而少饮，肠鸣辘辘，大便稀溏，身重乏力，困倦懒动，舌质淡胖，苔白腻，脉象濡细。

证候分析：脾胃气虚日久，运化无力，致水湿内停，湿困脾胃气机则脘痞，纳呆，少食即感胀，口淡无味，渴而少饮，肠鸣辘辘，大便稀溏；湿性重浊，困阻清阳，脾主四肢则身重乏力，困倦懒动；舌质淡胖、苔白腻、脉象濡细为脾虚湿盛之象。

【砭石疗法】

（1）治则　健脾和胃，理气止痛。

（2）操作方法

①温法：将砭具加热后放在腹部做温法。

②点刺法：用砭具点刺内关、中脘、足三里（图3-115，图3-116）。

③摩法：用砭具在胃脘部做摩法。

④揉按法：用砭具揉按脾俞、胃俞、

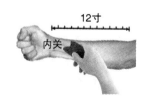

图3-115　点刺内关

肝俞、大肠俞（图3-117～图3-120）。

⑤刮法：用砭具刮背部膀胱经（图3-121）。

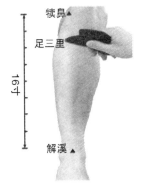

图 3-116　点刺足三里

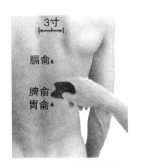

图 3-117　揉按脾俞

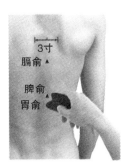

图 3-118　揉按胃俞

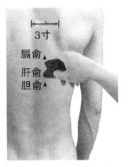

图 3-119　揉按肝俞

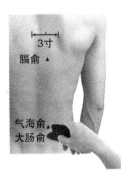

图 3-120　揉按大肠俞

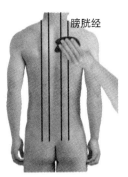

图 3-121　刮擦膀胱经

（3）方义　温法能理气止痛。内关宽胸理气，中脘为胃经募穴，足三里为胃合穴及下合穴，点刺内关、中脘、足三里能健脾和胃，行气止痛。脾俞、胃俞、肝俞、大肠俞能补肝脾胃肾、调和肝脾。在胃脘部做摩法，能直接作用于脾胃。膀胱经上有脏腑的背俞穴，刮膀胱经能补脏腑之气。

胃下垂

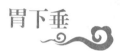

胃下垂是指站立时胃下缘达盆腔，胃小弯切角迹低于髂嵴连线。主症为腹胀，食后加重，平卧减轻，伴恶心、纳差、上腹痛、便秘或腹泻等。本病在中医学中属于"胃缓""中气下陷"等范畴。

【辨证】

临床常见如下两种类型。

（1）中气下陷

临床表现：胸脘胀闷不适，腹部有下坠感，进食后或行走时加重，平卧则减轻，食欲不振，体倦乏力，舌苔薄腻，脉弱。

证候分析：脾胃虚弱，中气不足，升举无力，故胸脘胀闷不适、腹部有下坠感；脾胃虚弱，运化腐熟无力，且劳则更伤中气，故见进食后或行走时加重，平卧则减轻，食欲不振，体倦乏力；舌苔薄腻、脉弱为脾胃虚弱之象。

（2）脾胃虚寒

临床表现：上腹部满胀不适，脘腹痞满，食后加重，平卧减轻，胃脏冷痛，喜温喜按，畏寒肢冷，大便溏泄，舌淡苔白，脉沉迟。

证候分析：脾胃虚寒，运化无力，故上腹部满胀不适，脘腹痞满，食后加重，平卧减轻；阳虚不能温煦，故胃脏冷痛，喜温喜按，畏寒肢冷；中焦虚寒，传导失司，故大便溏泄；舌淡苔白、脉沉迟为虚寒之象。

（1）治则　温中健脾，举陷升提。

（2）操作方法

①温法：将砭具加热后放在胃脘部、脐部、下腹部，主要是在中脘、神阙、关元处做温法。

②摩法：用砭具在腹部做摩法。

③点刺法：用砭具点刺中脘、内关、足三里（图3-122~图3-124）。

④按揉法：用砭具揉按脾俞、胃俞、肝俞、肾俞、命门（图3-125~图3-129）。

（3）方义　中脘为胃经募穴，又为腑会，神阙位于脐部，关元为小肠募穴、保健要穴，因此在中脘、神阙、关元处做温法，能温补脾胃、滋补元气、强壮身体。在腹部做摩法能调补脾胃。足三里

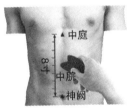

图3-122　点刺中脘

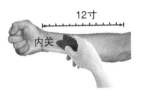

图3-123　点刺内关

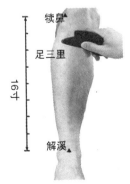

图3-124　点刺足三里

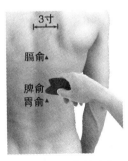

图3-125　揉按脾俞

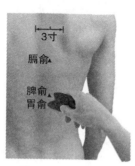

图 3-126　揉按胃俞

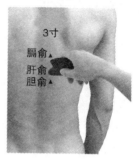

图 3-127　揉按肝俞

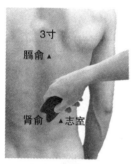

图 3-128　揉按肾俞

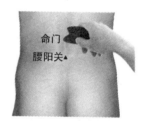

图 3-129　揉按命门

为胃经下合穴、合穴、保健要穴，点刺该穴能补脾胃之气。脾俞、胃俞、肝俞、肾俞为脾、胃、肝、肾的背俞穴，点刺脾俞、胃俞、肝俞、肾俞能补脾、胃、肝、肾。命门为督脉穴，督脉主一身之阳，按揉命门能温补阳气。

呃逆

呃逆以气逆上冲，喉间呃呃连声，声短而频，令人不能自制为主症。本症古称"哕"，又称"哕逆"。

临床表现有虚实两类证候。

（1）实证

临床表现：呃声响亮有力，连续发作，形体壮实，胸脘满闷，烦渴，溲黄便结，苔黄腻，脉滑实。

证候分析：多因嗜食辛辣纯酒，或过用温补之剂，胃肠蓄积实热。胃火上冲，故呃声响亮有力，连续发作；气逆于胸则胸脘满闷；胃热伤津，肠间燥结，则烦渴，溲黄便结；苔黄腻、脉滑实为胃热内盛之象。

（2）虚证

临床表现：呃声低微断续，面色少华，手足不温，舌淡，脉沉细。

证候分析：脾胃职司受纳运化，能升清降浊，如脾胃虚弱，虚气上逆，故呃声低微断续；甚则生化之源不足，见形体消瘦，面色少华；阳气不固，则手足不温；舌淡、脉沉细为阳衰气弱之象。

【砭石疗法】

（1）治则　健脾和胃，疏肝理气。

（2）操作及处方

①温法：将温热砭石板放在腹部中脘穴。

②点刺法：点刺中脘、天枢、大横、关元、气海、太冲等穴（图3-130～图3-135）。

③点揉法：将温热砭石板压于攒竹穴上点揉（图3-136）。

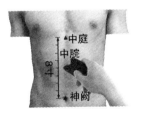

图3-130　点刺中脘

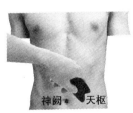

图3-131　点刺天枢

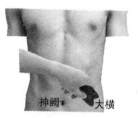

图 3-132　点刺大横

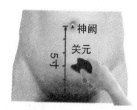

图 3-133　点刺关元

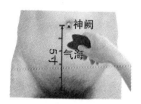

图 3-134　点刺气海

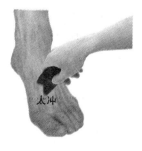

图 3-135　点刺太冲

　　（3）方义　运用砭石按压攒竹穴，其穴处有交感神经分布，通过膀胱经背俞穴的传导，也可到达脏腑，控制其神经，疏通经络。用砭石放在中脘穴，使之散寒、降火、通郁、补虚、助阳。点刺中脘、天枢、大横、关元、气海、太冲以疏肝和胃，调节胃肠之气。

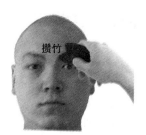

图 3-136　揉按攒竹

便秘

　　便秘是指大便秘结不通，粪质干燥，坚硬，排便坚涩难下，常数日一行。临床表现为大便秘结不通，排便坚涩难下，粪质干燥如

羊屎，时日一行。

【辨证】

（1）热秘

临床表现：大便干结，小便短赤，面红心烦，口干口臭，腹胀腹痛，舌质红，苔黄燥，脉滑实。

证候分析：肠胃积热，耗伤津液，则大便干结；热伏于内，脾胃之热熏蒸于上，故见口干口臭；热积肠胃，腑气不通，故腹胀腹痛；面红心烦，亦为阳明热盛之候；热移膀胱，则小便短赤；苔黄燥为热已伤津化燥，脉滑数为里实之征。

（2）气秘

临床表现：大便秘结，欲便不得，腹中胀痛，胁痛痞满，纳食减少，舌红苔薄白，脉弦。

证候分析：情志失和，肝脾之气郁结，导致传道失常，故大便秘结，欲便不得；糟粕内停，气机郁滞，则腹中胀痛；肠胃气阻，则脾胃不运，故纳食减少；舌红苔薄白、脉弦均肝脾不和，内有湿滞之象。

（3）虚秘

临床表现：腹无胀痛，但觉小腹不舒，有便意而努责乏力，伴多汗、气短、疲乏，舌淡，苔薄，脉细弱无力。

证候分析：肺气虚则大肠传送无力，虽有便意而努责乏力；肺卫不固，腠理疏松，故伴多汗、气短；脾虚则疲乏无力；面色少华、心悸、头晕眼花、舌淡白、脉细弱无力为血虚的表现。

（4）冷秘

临床表现：大便艰涩，排出困难，甚则脱肛，腹中冷痛，畏寒肢冷，面色白，夜尿增多，腰冷膝软，舌淡苔白，脉沉迟。

证候分析：阳气虚衰，肠道传送无力，故大便艰涩、排出困难；阴寒内盛，故腹中冷痛；阳虚温煦无权，故夜尿增多、腰冷膝软；面色白、舌淡苔白、脉沉迟均为阳虚内寒之象。

（1）治则　实者泻之，虚者补之。

（2）操作及处方

①刮法：刮后背腰部、小腿前部（图3-137）。

②点刺法：点刺中脘、天枢、大横、关元、气海、太冲穴等（图3-138～图3-143）。

③推法：脾、胃、肾经行推法（图3-144）。

④摩法：在腹部沿脐周做摩法。

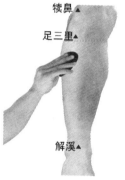

图 3-137　刮小腿前部

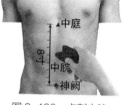

图 3-138　点刺中脘

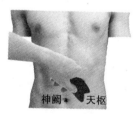

图 3-139　点刺天枢

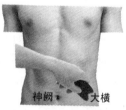

图 3-140　点刺大横

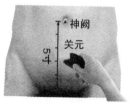

图 3-141　点刺关元

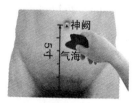

图 3-142　点刺气海

（3）方义　砭石结合手法治疗，能够疏通经络、通导肠胃，使其经络畅通，阴阳调和。点刺中脘、天枢、大横、关元、气海、太冲能调节肠胃之气。沿腹部做摩法，能加强增强胃肠的传导功能。

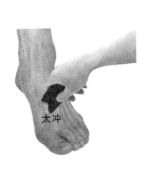

图 3-143　点刺太冲

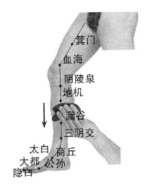

图 3-144　推脾经

泄泻是指排便的次数增多，粪质稀薄，甚至泻出如水样。大便溏薄而势缓者为泄，大便清稀如水而势急者为泻。本病一年四季均可发生，多发于夏秋季节。

临床表现有腹痛肠鸣拒按，排便的次数增多，粪质稀薄，甚至如水样，肢体困重，苔白腻，脉濡缓。或暴下如注，气味臭秽，肛门灼热，小便短赤，苔黄腻，脉滑数。或腹痛拒按，肠鸣辘辘，粪便黏稠，臭如败卵，泻后痛减，脘腹痞满，嗳腐吞酸，不思饮食，舌淡红，苔厚腻，脉滑。或黎明腹痛，肠鸣即泻，泻后则安，完谷不化，腰膝酸软，形寒肢冷，舌淡苔白，脉沉细。或大便溏薄，神疲乏力，面色萎黄，不思饮食，稍进生冷油腻即泻，舌淡苔白，脉濡缓。

（1）寒湿证

临床表现：泄泻清稀，甚至稀薄如水样，腹痛肠鸣，苔白腻，脉濡缓。

证候分析：外感风寒之邪或夏令暑湿秽浊之气，侵袭肠胃，升降失司，清浊不分，饮食不化，传导失司，故腹泻、大便稀薄如水样；寒湿内盛，肠胃气机受阻，则腹痛肠鸣；苔白腻、脉濡缓为寒湿内盛之象。

（2）湿热证

临床表现：腹痛泄泻，泻下急迫，或泻而不爽，粪色黄褐，气味臭秽，肛门灼热，苔黄腻，脉濡数。

证候分析：湿热之邪或夏令暑湿伤及肠胃，传化失常而发生泄泻；湿热下注，故粪色黄褐，气味臭秽，肛门灼热；苔黄腻、脉濡数均为湿热内盛之征。

（3）伤食证

临床表现：腹痛肠鸣，大便溏泄，臭如败卵，呕吐酸腐，肚腹胀痛，泻后痛减，脘腑痞满，不思饮食，苔厚腻，脉滑。

证候分析：食滞内阻，浊气上逆，故嗳腐吞酸；饮食不节，宿食内停，阻滞肠胃，传化失常，故肚腹胀痛，宿食不化，下注则大便溏泄，臭如败卵；苔厚腻、脉滑为宿食内停之象。

（4）肝脾不和

临床表现：平时多有胸胁胀痛，嗳气食少，每因抑郁恼怒或情绪紧张之时，发生腹痛泄泻，舌淡红，脉弦。

证候分析：七情所伤，情绪紧张之时，肝失调达，横逆侮脾，失其健运，故腹痛腹泻；肝失疏泄，故胸胁胀痛，嗳气食少；舌淡红、脉弦是肝旺脾虚之象。

（5）脾胃虚弱

大便时溏时泻，水谷不化，稍进油腻食物，则大便次数增多，饮食减少，脘腹胀闷不舒。

证候分析：脾胃虚弱，运化无权，水谷不化，清浊不分，故大

砭石疗法治百病

便溏泄；脾阳不振，运化失常，则饮食减少，脘腹胀闷不舒，稍进油腻食物，则大便次数增多；久泻不止，脾胃虚弱，气血来源不足，故面色萎黄，肢倦乏力，舌淡苔白，脉细弱。

（6）肾阳虚衰

临床表现：泄泻多在黎明前后，腹部作痛，肠鸣即泻，形寒肢冷，腰膝酸软，舌淡苔白，脉沉细。

证候分析：泄泻日久，肾阳虚衰，不能温养脾胃，运化失常，黎明之前阳气未振，阴寒较盛，故腹部作痛，肠鸣即泻；泻后腑气通利，故泻后乃安；形寒肢冷、腰膝酸软、舌淡苔白、脉沉细为肾阳不足之征。

【砭石疗法】

（1）治则　健脾利湿。

（2）操作方法

①温法：将砭具加热放在脘腹部做温法。

②揉法：将砭具点揉足三里、中脘、脾俞、胃俞（图3-145～图3-148）。

③摩法：用砭具在腹部做顺时针摩法。

④刮法：用砭板在背下部及腰骶部做刮法。

⑤推法：用砭板在背部行推法。

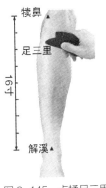

图3-145　点揉足三里

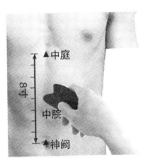

图3-146　点揉中脘

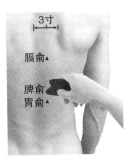

图3-147　点揉脾俞

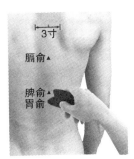

图3-148　点揉胃俞

（3）方义　在腹部做温法能振奋脾胃之阳气，健脾利湿。脾俞、胃俞为脾、胃之背俞穴，为精气输注结聚之所在，用点揉法有补脾胃之功效，中脘为腑会、足三里为胃经合穴，能调理人体正气培补脾胃。顺时针方向摩腹有健脾和胃的作用。

脱肛

脱肛是直肠黏膜、肛管、直肠全层，甚至部分乙状结肠向下移位，脱出肛外的一种疾病。其特点是直肠黏膜及直肠反复脱出肛门外，伴肛门松弛，多见于儿童及老年人，相当于西医学的肛管直肠脱垂。

【辨证】

临床常见如下三类证候。

（1）中气下陷

临床表现：便后脱肛，或咳嗽、喷嚏、久立、行走时脱出，伴疲乏无力，食欲不振，大便溏薄，舌淡有齿痕，脉弱。

证候分析：脾胃虚弱，元气失去生化之源，中气不足而下陷，故见便后脱肛；气机不畅，则咳嗽、喷嚏、久立、行走时脱出；中气不足，不能运化水谷，则食欲不振，大便溏薄；脾不纳食，无以生化，精华不升，则见疲乏无力；舌淡有齿痕，脉弱多为中气下陷之象。

（2）脾肾两虚

临床表现：直肠滑脱不收，肛门下坠，腰膝酸软，夜尿频多，腹胀便溏，舌淡苔白，脉沉弱。

证候分析：脾肾两虚，失其固涩，则见直肠滑脱不收、肛门下坠；肾虚则见腰膝酸软，夜尿频多；脾虚则见腹胀便溏；舌淡苔白、脉沉弱均为虚弱之象。

（3）湿热下注

临床表现：直肠脱出，肛门灼热，面赤身热，口干口臭，腹胀便干，小便短赤，舌红苔黄腻，脉濡数。

证候分析：脾运失司，湿热内生，湿性重浊趋下，湿热下注，蕴阻肛门，气机不畅，故见直肠脱出；湿热阻滞，熏蒸肌肤，故见肛门灼热；面赤身热、口干口臭、腹胀便干、小便短赤、舌红苔黄腻、脉濡数均为湿热之象。

【砭石疗法】

（1）治则　补气升提，收敛固涩。

（2）操作方法

①温法：将砭具加热后放在腰骶部做温法。

②按揉法：将砭具加热后在百会、长强、足三里、承山穴处做揉法（图3-149～图3-152）。

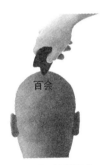

图3-149　按揉百会

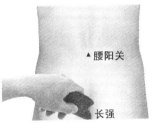

图3-150　按揉长强

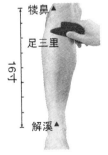

图3-151　按揉足三里

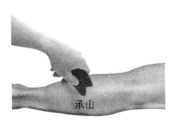

图3-152　按揉承山

③推法：用砭具在背部及下肢脾胃经循行线上做推法（图3-153）。

（3）方义　腰背为阳，故在腰骶部做温法，能温补阳气，增强固摄功能。百会位于头顶，头为诸阳之会，取之可使阳气旺盛，有升提收摄之力。长强为督脉之别络，又在近肛门处，取之可增强肛门约束之力。足三里为胃之下合穴，取之能补益脾胃，以生化源。承山为膀胱经穴，膀胱经别入于肛，故可调理肛门部气机，属循经远部取穴。

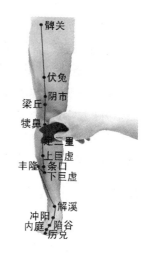

图3-153　推胃经下肢

腹痛

腹痛是指胃脘以下、耻骨毛际以上部位疼痛而言，可伴发多种脏腑疾病。腹痛大致见于现代医学的急慢性胰腺炎、急慢性肠炎、肠痉挛、胃肠神经官能症等。

【辨证】

临床常见的五种证型如下。

（1）寒邪内积

临床表现：腹痛骤作，痛无休止，得温稍减，肠鸣腹泻，四肢不温，舌淡苔白，脉沉紧。

证候分析：寒为阴邪，其性收引，寒邪入侵，阳气不运，气血被阻，故腹痛骤作，痛无休止，得温稍减；中阳不足，肠道运化不健，故肠鸣腹泻；寒邪阻滞，阳气不达四末，故四肢不温；舌淡苔白、脉沉紧为里寒之征。

（2）湿热壅滞

临床表现：腹部胀满，痛而拒按，大便不通，舌红，苔黄燥，脉沉实无力。

证候分析：湿热内结，气机壅滞，腑气不通，不通则痛，故腹部胀满，痛而拒按；湿热之邪耗伤津液，胃肠传导功能失常，故大便不通；舌红、苔黄燥、脉沉实无力为湿热壅滞之象。

（3）脾阳不振

临床表现：腹部隐痛，喜温喜按，神疲倦怠，大便溏泄，舌淡苔白，脉沉细。

证候分析：脾阳不足，内失温养，病属正虚，故腹部隐痛，喜温喜按；中阳不足，卫阳不固，故有神疲倦怠；脾阳不振，运化无权，故大便溏泄；舌淡苔白、脉沉细皆为虚寒之象。

（4）饮食停滞

临床表现：脘腹胀满疼痛，痛处拒按，恶心纳呆，嗳腐吞酸，大便泻下臭如败卵，舌苔厚腻，脉滑有力。

证候分析：宿食停滞肠胃，邪属有形，故脘腹胀满疼痛，痛处拒按；宿食不化，浊气上逆，故恶心纳呆，嗳腐吞酸；食滞中阻，升降失司，运化无权，故大便泻下臭如败卵；舌苔厚腻、脉滑有力均属食积之征。

（5）气滞血瘀

临床表现：脘腹胀痛并见，少腹积块，刺痛不移，痛处拒按，舌暗红，脉弦涩。

证候分析：气机郁滞不通，故脘腹胀痛并见；日久由气滞而导致血瘀者，以血属有形，则少腹积块，刺痛不移，痛处拒按；舌暗红、脉弦涩为气滞血瘀之象。

【砭石疗法】

（1）治则　温经散寒，行气止痛。

（2）操作方法

①摩法：用砭具环绕脐周做摩法。

②擦法：用砭具在腹部沿脾经、胃经、肾经做擦法。

③点刺法：用砭具点刺天枢、大横、关元、气海、水道、足三里、蠡沟、公孙、丰隆、大钟（图3-154～图3-163）。

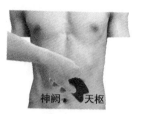

图 3-154　点刺天枢

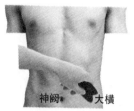

图 3-155　点刺大横

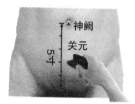

图 3-156　点刺关元

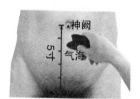

图 3-157　点刺气海

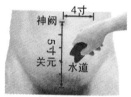

图 3-158　点刺水道

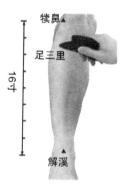

图 3-159　点刺足三里

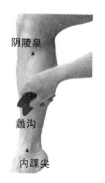

图 3-160　点刺蠡沟

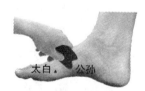

图 3-161　点刺公孙

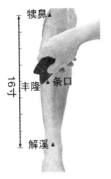

图 3-162　点刺丰隆

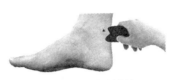

图 3-163　点刺大钟

④刮法：用砭具刮在腰骶部做刮法。

（3）方义　天枢、大横、关元、气海、水道为局部取穴，疏通胃经、脾经及任脉经气。足三里为胃经下合穴，合治内府，公孙为脾经络穴，丰隆为胃经络穴，蠡沟为肝经络穴，大钟为肾经络穴，诸穴共治表里，宽腹止痛。腰骶部膀胱经有脏腑的背俞穴，在腰骶部做刮法能调节脏腑经气。

胆囊炎

胆囊炎是胆囊纤维组织增生，病菌感染引起的胆囊炎症。中医学虽没有急性胆囊炎的病名，但根据其临床特点可归于"胁痛""黄疸""胆胀"等，慢性胆囊炎根据其临床表现的特点可归属于"胁痛""肝胃气痛"等门类中。临床可表现为上腹胀满、恶心、呕吐、不思饮食或右上腹紧张、压痛、放射到右肩；或右下腹持续灼痛、压痛、便秘；女性患者月经不调、痛经等。

【辨证】

临床上常分为如下三型。

（1）气郁型

临床表现：右上腹隐痛，时作时止，口苦咽干，不思进食，可伴轻度黄疸，舌苔薄白，脉弦。

证候分析：肝气失于条达，阻于胁络，故右上腹隐痛；气属无形，时聚时散，聚散无常，故疼痛时作时止；肝经气机不畅，阻滞胆道，胆汁外溢，故口苦咽干，可伴轻度黄疸；肝气横逆，易犯脾胃，故不思进食；舌苔薄白、脉弦为肝郁之象。

（2）湿热型

临床表现：起病急，右上腹持续性绞痛，阵发性加剧，腹痛拒按，伴寒战、高热、黄疸，便秘溲赤，舌红苔黄，脉弦滑而数。

证候分析：湿热蕴结于肝胆，肝络失和，胆不疏泄，故右上腹持续性绞痛，阵发性加剧，腹痛拒按，黄疸；湿热内侵，正气奋起抗邪，故伴寒战、高热；便秘溲赤、舌红苔黄、脉弦滑而数均为湿热内蕴之象。

（3）脓毒型

临床表现：持续性上腹剧痛，右上腹或全腹腹肌紧张拒按，高热寒战，黄疸、出血，神志淡漠，甚至昏迷，舌红绛，脉弦数。

证候分析：湿热夹毒，郁而化火，热毒炽盛，故持续性上腹剧痛，右上腹或全腹腹肌紧张拒按，高热寒战；脓毒内犯肝胆，迫使胆汁外溢肌肤，故黄疸；神志淡漠，甚至昏迷，为热毒内陷心营；热毒迫血妄行，则见出血；舌红绛、脉弦数为肝胆热毒内盛之象。

【砭石疗法】

（1）治则　清热利湿，行气止痛。

（2）操作方法

①刮法：用砭板刮后背中部（图3-164）。

②擦法：选后背、右腹、夹脊（图3-165）。

③刺法：选穴胆俞、肝俞、胆囊穴、阳陵泉、足三里、三阴交、内关、太冲（图3-166～图3-173）。

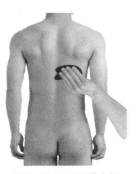

图 3-164　刮后背中部

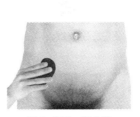

图 3-165　擦右腹

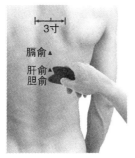

图 3-166　点刺胆俞

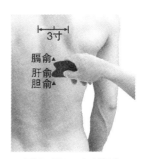

图 3-167　点刺肝俞

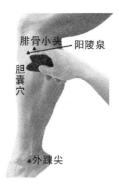

图 3-168　点刺胆囊穴

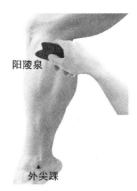

图 3-169　点刺阳陵泉

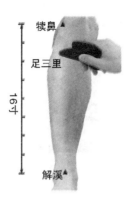

图 3-170　点刺足三里

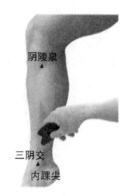

图 3-171　点刺三阴交

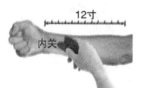

图 3-172　点刺内关

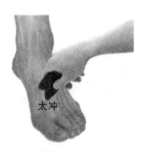

图 3-173　点刺太冲

④叩法：以砭锥叩胆俞、肝俞、后背中部（图3-174～图3-176）。每日1次或隔日1次，每次30分钟，10次为一疗程。

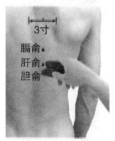

图 3-174　叩胆俞

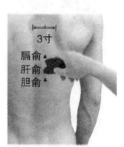

图 3-175　叩肝俞

（3）方义 胆俞、肝俞、阳陵泉以疏肝利胆、行气止痛。太冲为肝经原穴，疏肝理气。胆囊穴为经外奇穴，为治胆囊炎经验穴。内关宽胸理气。足三里健脾运湿。三阴交调节肝经经气。

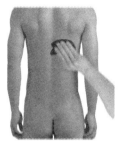

图3-176 叩后背中部

糖尿病

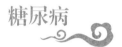

本病是以多饮、多食、多尿、身体消瘦或尿浊、尿有甜味为特征的病证，属于中医学"消渴"的范畴。在世界医学史中，中医学对本病的认识最早，并详细记载了糖尿病的症状、并发症及治疗方法。

【辨证】

临床常见证型如下。

（1）上消——肺热津伤

临床表现：烦渴多饮，口干舌燥，尿频量多，舌边尖红，苔薄黄，脉红数。

证候分析：肺热炽盛，耗液伤津，故烦渴多饮、口干舌燥；肺主治节，燥热伤肺，治节失职，水不化津，直趋于下，故尿频量多；舌边尖红、苔薄黄、脉红数是内热炽盛之象。

（2）中消——胃热炽盛

临床表现：多食易饥，身体消瘦，大便干燥，苔黄，脉滑实有力。

证候分析：胃火炽盛，腐熟水谷力强，故多食易饥；阳明热盛，耗伤津血，无以充养肌肉，故身体消瘦；胃津不足，大肠失其濡润，故大便干燥；苔黄、脉滑实有力是胃热炽盛之象。

（3）下消

①肾阴亏虚

临床表现：尿频量多，浑浊如脂膏，或尿甜，口干唇燥，舌红，脉沉细数。

证候分析：肾虚无以约束小便，故尿频量多；肾失固摄，水谷精微下注，故小便浑浊如脂膏，或尿甜；口干唇燥、舌红、脉沉细数是肾阴亏虚、虚火妄动之象。

②阴阳两虚

临床表现：小便频数、浑浊如膏，甚至饮一溲一，面色黧黑，耳轮焦干，腰膝酸软，形寒畏冷，阳痿不举，舌淡苔白，脉沉细无力。

证候分析：肾失固藏，肾气独沉，故小便频数，浑浊如膏；下元虚惫，约束无权，而致饮一溲一；水谷精微随尿液下注，无以熏肤充身，残留之浊阴未能排出，故面色黧黑不荣；肾主骨，开窍于耳，腰为肾之府，肾虚故耳轮焦干、腰膝酸软；命门火衰，宗筋弛缓，故见形寒畏冷、阳痿不举；舌淡苔白、脉沉细无力是阴阳俱虚之象。

【砭石疗法】

（1）治则　清肺润燥，生津止渴。

（1）操作方法

①温法：将砭具加热后放在腹部和背部肺俞、脾俞、肾俞穴处做温法。

②刮法：用砭具刮背部。

③推法：用砭具在脊柱两侧做推法，以膀胱经为主（图3-177）。

④点刺法：用砭具点刺尺泽、鱼际、曲池、合谷、足三里、三阴交、内庭、气海、关元、中脘、肾俞、命门（图3-178～图3-188）。

⑤揉法：在肺俞、脾俞、胃俞、胃脘下俞、肾俞、三焦俞等穴处做温法（图3-189～图3-193）。

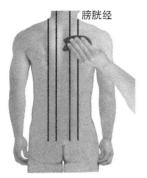

图 3-177　推膀胱经

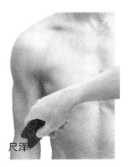

图 3-178　点刺尺泽

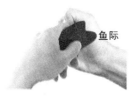

图 3-179　点刺鱼际

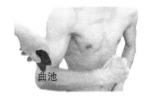

图 3-180　点刺曲池

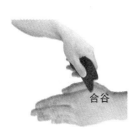

图 3-181　点刺合谷

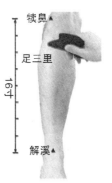

图 3-182　点刺足三里

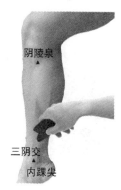

图 3-183　点刺三阴交

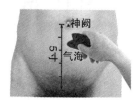

图 3-184　点刺气海

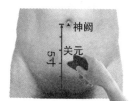

图 3-185　点刺关元

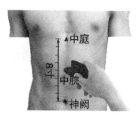

图 3-186　点刺中脘

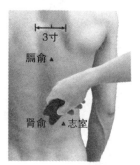

图 3-187　点刺肾俞

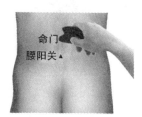

图 3-188　点刺命门

（3）方义　肺俞、脾俞、胃俞、肾俞、三焦俞分别为肺、脾、胃、肾、三焦的背俞穴，刺激上述穴位能滋补脾肺肾。胃脘下俞为治消渴的经外奇穴。点刺尺泽、鱼际、曲池、合谷、内庭能清肺及胃肠之热。点刺气海、关元、中脘、肾俞、命门能培补先后天之气。

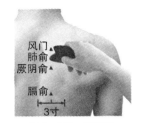

图3-189　揉肺俞

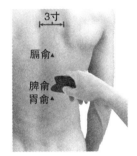

图3-190　揉脾俞

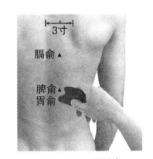

图3-191　揉胃俞

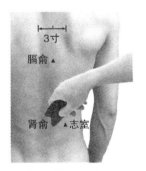

图3-192　揉肾俞

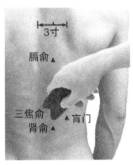

图3-193　揉三焦俞

贫血

贫血属于中医学"血虚""虚劳""黄胖病"范畴。临床可表现为头晕眼花，心悸气短，疲乏无力，食欲不振，腹胀恶心，皮肤、黏膜苍白。

【辨证】

临床常见证型如下。

（1）心脾两虚

临床表现：心悸气短，纳少乏力，面色苍白，肢冷腹满，便溏，舌淡，脉细无力。

证候分析：心虚则血行不畅，脾虚生化之源不旺，气血不足，则心悸气短、纳少乏力；脾虚健运失司，故面色苍白、肢冷腹满、便溏；舌淡、脉细无力均为心脾两虚之征。

（2）肝肾阴虚

临床表现：头晕目眩，耳鸣，盗汗，畏寒，腰膝酸软，舌红少苔，脉弦细数。

证候分析：肝肾不足，气化无权，肝虚阳亢，故头晕目眩；肾虚则不能上奉，故耳鸣、盗汗、腰膝酸软；舌红少苔、脉弦细数均为肝肾阴虚之征。

（3）肾阳不足

临床表现：形寒肢冷，四肢不温，面色白，夜尿频数，舌淡苔白，脉沉细。

证候分析：元阳不足，气化无权，温煦失司，故形寒肢冷、四肢不温、面色白；水湿内停，故夜尿频数；舌淡苔白、脉沉细均为阳虚之征。

（4）脾虚湿困

临床表现：面色晦暗或发黄，脘闷纳少，或浮肿，舌淡苔腻，脉沉迟。

证候分析：脾阳不振，寒湿停聚中焦，运化失职，故面色晦暗或发黄、脘闷纳少；气不化水，故浮肿；舌淡苔腻、脉沉迟均为脾虚湿困之征。

【砭石疗法】

（1）治则　补益心气，滋阴健脾，和胃养血。

（2）操作方法

①点刺法：用砭具在气海、血海、膈俞、心俞、脾俞、肾俞、悬钟、足三里穴处行点刺法（图3-194～图3-201）。

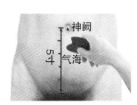

图3-194　点刺气海

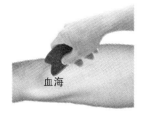

图3-195　点刺血海

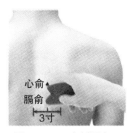

图3-196　点刺膈俞

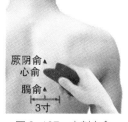

图3-197　点刺心俞

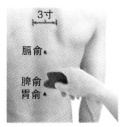

图3-198　点刺脾俞

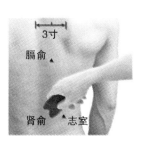

图3-199　点刺肾俞

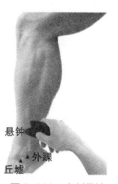

图 3-200　点刺悬钟

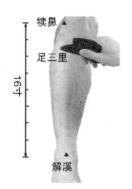

图 3-201　点刺足三里

②擦法：用砭石板在大包穴处施以砭石擦法（图3-202）。

③振法：用砭具在中脘、下脘及两胁部施以砭石振法。

④感法：常佩戴砭石项链。

（3）方义　贫血系虚证，或气虚，或血虚，或脾、胃、心、肾虚。因此补虚为治疗的根本。取气海、血海以气血双补。膈俞为血会，悬钟为髓会共同养血补髓。心俞、脾俞、

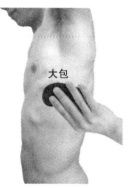

图 3-202　擦大包

肾俞以滋养心、脾、肾，足三里调理脾胃，以助气血生化之源。大包可以调养脾气、补血益气。脾生血、肝藏血，胃纳水谷，故在中脘、下脘及两胁施以振法。

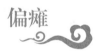

偏瘫是指患者出现一侧肢体瘫痪、口眼㖞斜、语言謇涩等症状的一种疾患。主要为中风后遗症。

近年来，随着生活水平的不断提高，中风的发病率显著增加。由于中风患者不但表现肢体运动功能的障碍，还表现有言语、认知、日常生活活动能力等多方面的功能障碍。因此，对脑卒中患者的康复治疗应采取以神经肌肉促进技术为主、结合物理治疗的综合康复方法，才能获得满意效果。而作为中医古代五大医术之首的"砭"，也逐渐在中风后遗症的治疗上呈现其显著的优势。

【辨证】

1. 中经络

（1）络脉空虚，风邪入中

临床表现：肌肤不仁，手足麻木，突然口眼㖞斜，语言不利，口角流涎，甚则半身不遂，或兼见恶寒、发热、肢体拘急、关节酸痛等症。苔薄白，脉浮数。

证候分析：正气不足，气血衰弱，故肌肤不仁、手足麻木；正气不足，脉络空虚，卫外不固，风邪得以乘虚入中经络，痹阻气血，故口眼㖞斜、语言不利、口角流涎、甚则半身不遂；风邪外袭，营卫不和，正邪相争，故恶寒、发热、肢体拘急、关节酸痛等症，苔薄白，脉浮数。

（2）肝肾阴虚，风阳上扰

临床表现：平素头晕头痛，耳鸣目眩，少寐多梦，突然发生口眼㖞斜，舌强语謇，或手足重滞，甚则半身不遂等症。舌质红或苔腻，脉弦细数或弦滑。

证候分析：肾阴素亏，肝阳上亢，故平素头晕头痛，耳鸣目眩；肾阴不足，心肾不交，则少寐多梦；风阳内动，夹痰走窜经络，脉络不畅，故突然发生口眼㖞斜，舌强语謇，半身不遂；脉弦，主肝风；弦细而数，舌质红系肝肾阴虚而生内热；若苔腻，脉滑是兼有湿邪。

2. 中脏腑

（1）闭证主要表现是突然昏倒，不省人事，牙关紧闭，口噤不开，两手握固，大小便闭，肢体强痉。

①阳闭

临床表现：除上述闭证的症状外，还有面赤身热，气粗口臭，躁扰不宁，苔黄腻，脉弦滑而数。

证候分析：肝阳暴张，阳升风动，气血上逆，夹痰火上蒙清窍，故突然昏扑、不省人事；风火痰热之邪，内闭经络，故见面赤身热、气粗口臭、躁扰不宁、苔黄腻、脉弦滑而数。

②阴闭

临床表现：除上述闭证的症状外，还有面白唇暗，静卧不烦，四肢不温，痰涎壅盛，苔白腻，脉沉滑缓。

证候分析：痰湿偏盛，风夹痰湿，上蒙清窍，内闭经络，故突然昏扑、不省人事、口噤不开、两手握固、肢体强痉等症；痰湿属阴，故静卧不烦，痰湿阻滞阳气，不得温煦，故四肢不温、面白唇暗；苔白腻、脉沉滑缓等均为湿痰内盛之象。

（2）脱证

临床表现：突然昏扑，不省人事，目合口张，鼻鼾息微，手撒肢冷，汗多，小便自遗，肢体软瘫，舌痿，脉细弱或脉微欲绝。

证候分析：阳浮于上，阴竭于下，阴阳有离绝之势，正气虚脱，心神颓败，故见突然昏倒、不省人事、目合口张、鼻鼾息微、手撒肢冷、小便自遗、肢体软瘫、舌痿等五脏败绝的危症；呼吸低微、多汗不止、四肢厥冷、脉细弱或脉微欲绝等均为阴精欲绝、阳气暴脱之征。

（3）后遗症

①半身不遂：气滞血瘀，脉络瘀阻者宜补气活血，通经活络。肝阳上亢，脉络瘀阻者宜平肝潜阳，息风通络。

②语言不利：风痰阻络者宜祛风除痰，宣窍通络。肾虚精亏者宜滋阴补肾利窍。肝阳上亢，痰邪阻窍者宜平肝息风，化痰开窍。

③口眼㖞斜：宜息风、除痰、通络。

【砭石疗法】

（1）治疗　原则从督脉及手足三阳经来治疗。

（2）具体操作方法

①温法：将砭块放在头项部及腰椎部位和双腿下面。

②叩法：用砭石沿督脉及手足三阳经行叩法。

③刺法：可点刺百会、风池、水沟、翳风、肩井、肩髃、曲池、手三里、尺泽、外关、内关、合谷、劳宫、大椎、肾俞、命门、环跳、委中、阳陵泉、承山、足三里、三阴交、解溪、昆仑、悬钟、太冲、涌泉等穴（图3-203～图3-228）。

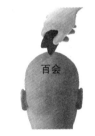

图3-203　点刺百会

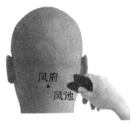

图3-204　点刺风池

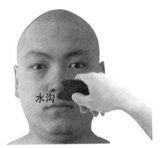

图3-205　点刺水沟

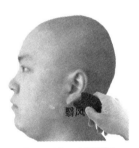

图3-206　点刺翳风

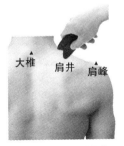

图3-207　点刺肩井

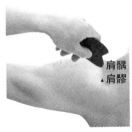

图3-208　点刺肩髃

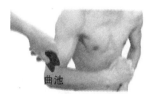

图 3-209　点刺曲池

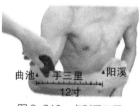

图 3-210　点刺手三里

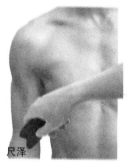

图 3-211　点刺尺泽

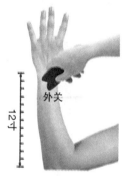

图 3-212　点刺外关

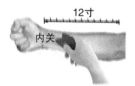

图 3-213　点刺内关

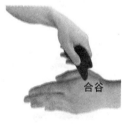

图 3-214　点刺合谷

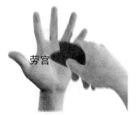

图 3-215　点刺劳宫

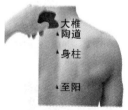

图 3-216　点刺大椎

砭石
疗法治百病

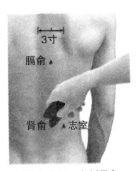

图 3-217　点刺肾俞

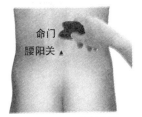

图 3-218　点刺命门

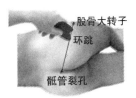

图 3-219　点刺环跳

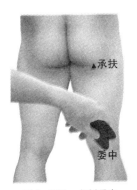

图 3-220　点刺委中

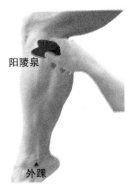

图 3-221　点刺阳陵泉

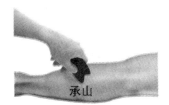

图 3-222　点刺承山

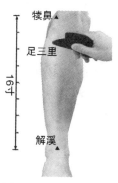

图 3-223　点刺足三里

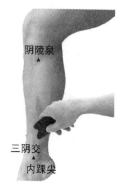

图 3-224　点刺三阴交

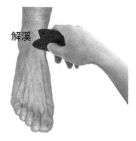

图 3-225　点刺解溪

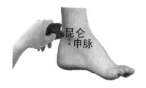

图 3-226　点刺昆仑

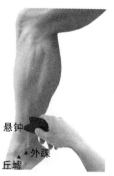

图 3-227　点刺悬钟

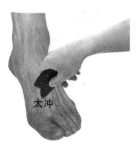

图 3-228　点刺太冲

④刮法：刮头项及督脉、手足三阳经循行部位。

⑤滚法：头部、面部、颈部及患肢行滚法。

（3）方义　阳主动，肢体运动障碍，其病在阳，故刮头项及督脉、手足三阳经循行部位。百会位于头顶，具有刺激脑部的作用。

腰痛

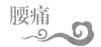

腰痛指以腰部疼痛为主要症状的一类病症。临床表现为腰部一侧或两侧酸重或疼痛，或痛连臀、骶、股、胫，甚则不能转侧，劳累加重。

【辨证】

（1）寒湿型

临床表现：腰部冷痛重着，活动转侧不利，阴雨天加重，休息后不缓解，舌苔白腻，脉迟缓。

证候分析：当寒湿之邪侵袭腰部，痹阻经络时，因寒性收引，湿性凝滞，故腰部冷痛重着，活动转侧不利；湿为阴邪，得阳运始化，静卧则湿邪更易停滞，故虽静卧疼痛不减，阴雨寒冷天气则寒湿更甚，故疼痛加剧；苔白腻、脉迟缓均为寒湿停聚之象。

（2）湿热型

临床表现：腰部弛痛，痛处热天或雨天加重，而活动后或可减轻，苔黄腻，脉濡数或弦数。

证候分析：湿热壅于腰部，筋脉弛缓，经气不通，故腰部弛痛而伴有热感；热天或阴雨天热重湿增，故疼痛加重；活动后气机稍有舒展，湿滞得减，故疼痛或可减轻；湿热下注膀胱，故小便短赤、苔黄腻、脉濡数或弦数均为湿热之象。

（3）瘀血型

临床表现：腰部刺痛，固定不移，疼痛拒按，舌紫暗或有瘀斑，脉细涩。

证候分析：瘀血阻滞经络，以致气血不能通畅，故腰痛如刺，固定不移，疼痛拒按；舌紫暗或有瘀斑，脉细涩，夜间加重均为瘀血内停之象。

（4）肾虚型

临床表现：腰部酸痛，绵绵不止，喜按喜揉，腰膝无力，劳累痛重，休息缓解，苔白，脉沉细。

证候分析：腰为肾之府，肾主骨髓，肾之精气亏虚，则腰脊失养，故腰部酸痛，绵绵不止，喜按喜揉，腰膝无力，是为虚证所见；劳则气耗，故劳累痛重，休息缓解；苔白、脉沉细皆为阳虚有寒之象。

【砭石疗法】

（1）治则　祛风寒湿，通络止痛。

（2）操作方法及处方

①温法：将砭具加热后放在腰部，以温通经络、散寒祛湿、补肾填精。

②揉法：用砭具揉腰部、臀部及大腿后部（图3-229，图3-230）。

③刮法：用砭具刮腰部、臀、骶、股、胫至红润。

④点法：反复点、揉肾俞、大肠俞、委中、秩边及阿是穴（图3-231～图3-234）。

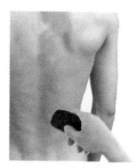
图3-229　揉腰部

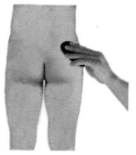
图3-230　揉臀部

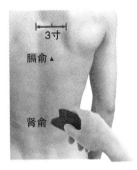

图 3-231　点揉肾俞

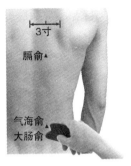

图 3-232　点揉大肠俞

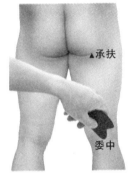

图 3-233　点揉委中

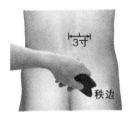

图 3-234　点揉秩边

⑤叩法：最后叩法收功。

（3）方义　肾俞、大肠俞、秩边及阿是穴为局部取穴，疏通局部经气，委中为循经远处取穴，通经活络，行气止痛。用砭石温法可以散寒祛湿、温通经络。

面瘫

面瘫是以口角向一侧歪斜为主要症状的一种临床上常见的神经系统疾病。病后患侧耳后乳突部常有疼痛感觉，患侧面部表情消失，额纹消失，不能整额皱眉，眼睑不能闭合，流泪，患侧口角下垂，口角歪向健侧，鼻唇沟变浅，鼓气时患侧口角漏气，容易流涎，进食时食物常嵌在齿颊间，可伴有味觉减退。病程延久，部分患者口角歪向患侧，名为"倒错"现象。

【辨证】

（1）风寒型

临床表现：多有面部受凉。如迎风睡眠，电风扇对着一侧面部吹风过久等。一般无外感表证。起病突然，每在睡眠醒来时，发现一侧面部板滞、麻木、瘫痪，不能作蹙额、皱眉、露齿、鼓颊等动作；口角歪斜，漱口漏水，进餐时食物常常停滞于患侧齿颊之间；患侧额纹、鼻唇沟消失，眼睑闭合不全，迎风流泪等症。

证候分析：面颊部为阳明、少阳经筋所布，风寒之邪侵袭阳明经络，导致经气失和，经筋失养，纵缓不收；风邪善行数变故起病突然，出现面颊瘫痪不能自主的表现。

（2）风热型

临床表现：往往继发于感冒发热、中耳炎、牙齿肿痛，伴有耳内、乳突轻微作痛。起病突然，每在睡眠醒来时，发现一侧面部板滞、麻木、瘫痪，不能作蹙额、皱眉、露齿、鼓颊等动作；口角歪斜，漱口漏水，进餐时食物常常停滞于患侧齿颊之间；患侧额纹、鼻唇沟消失，眼睑闭合不全，迎风流泪等症。

证候分析：面颊部为阳明、少阳经筋所布，风寒之邪侵袭阳明经络，导致经气失和，经筋失养，纵缓不收；风邪善行数变故起病突然，出现面颊瘫痪不能自主的表现，若热邪郁滞少阳可出现耳后疱疹、耳痛、听觉及味觉障碍。

【砭石疗法】

（1）治则　通经活络，散风祛邪。

（2）操作方法

①擦法：先用砭板光滑的面，在患侧面部沿肌肉走行方向滑动摩擦，约2分钟（图3-235）。

②刮法：沿面部经络或肌肉走向刮拭，最好由下向上单向刮拭，以局部皮肤微有热感为度（图3-236）。

③温法：在患侧耳、面部用砭具加热，以活血通络、养颜强筋。

④刺法：用砭具点刺翳风、阳白、攒竹、颊车、地仓、迎香、四白、曲池、合谷等穴（图3-236～图3-245）。

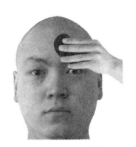

图 3-235　擦法图

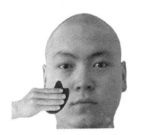

图 3-236　刮法图

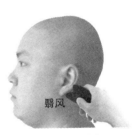

图 3-237　点刺翳风

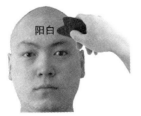

图 3-238　点刺阳白

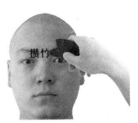

图 3-239　点刺攒竹

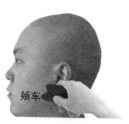

图 3-240　点刺颊车

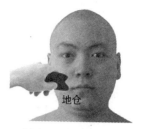

图 3-241　点刺地仓

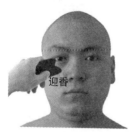

图 3-242　点刺迎香

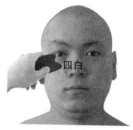

图 3-243　点刺四白

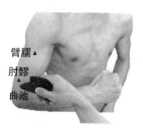

图 3-244　点刺曲池

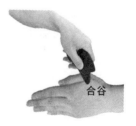

图 3-245　点刺合谷

（3）方义　翳风、阳白、攒竹、颊车、地仓、迎香、四白为局部取穴，有舒筋活络、活血化瘀的作用。曲池、合谷为循经远处取穴，调节阳明经经气，以通经活络、祛风散邪。

三叉神经痛

三叉神经痛是指三叉神经分布范围内反复出现的阵发性闪电样短暂而剧烈疼痛的综合征。中医典籍中无三叉神经痛病名的记载，但根据其发病特点属于"偏头痛""偏头风""面痛"等病证范畴。在中医文献中可以发现许多对本病的症状描述及证治论述。

【辨证】

（1）风寒证

临床表现：患侧呈短阵性刀割样剧痛，每因冷天或感风寒发作或加重，头面畏寒喜热，面肌抽搐，有紧缩感，四末厥冷或冷麻，舌苔薄白，脉浮紧或沉迟。

证候分析：风寒之邪侵犯少阳、阳明之经，经脉闭阻，经气不利则面部剧痛，遇冷发作或加重；寒为阴邪易伤阳气，则头面畏寒喜热；寒主收引，则面肌抽搐、有紧缩感；寒性凝滞，阻遏阳气，阳气不达于四末，则四末厥冷或冷麻；舌苔薄白、脉浮紧或沉迟均为风寒之象。

（2）肝火亢盛证

临床表现：患侧呈频繁之阵发性电击样疼痛，疼时面红目赤，烦躁易怒，怒则发作或加重，胁肋胀痛，口苦口干，溲赤便秘，舌质红，苔黄，脉弦数。

证候分析：暴怒伤肝或情志久郁，郁而化火，循经上扰，灼伤脉络，故见面颊频繁阵发性电击样疼痛，怒则发作或加重；肝开窍于目，肝经火旺则面红目赤；热扰心神则烦躁易怒；肝胆郁火内炽，则口苦；热伤津液，则口干、溲赤、便秘；肝经"布胁肋"，胆经"循胸过季胁"，郁火难发，经气不利，则胁肋胀痛；舌红苔黄、脉弦数均为肝火亢盛之象。

（3）胃火上攻证

临床表现：面颊呈短阵性剧痛，其痛如灼，昼轻夜重，遇热诱发，牙痛似脱，龈肿口臭，胃脘灼痛，口渴喜饮，便干溲黄，舌质红，苔黄，脉滑数。

证候分析：足阳明胃经循行于面部，为多气多血之经，气实热盛，若素体阳盛或喜食辛辣炙煿，肥甘厚味，以致胃中积热循经上扰，则面颊剧痛、其痛若灼、遇热诱发；胃经"入上齿中"，阳明热盛熏蒸，则牙痛似脱、龈肿口臭；胃中积热伤及胃腑，则胃脘灼痛；热伤津液，则口渴喜饮、便干溲黄；舌红苔黄、脉滑数均为胃火之象。

（4）气滞血瘀

临床表现：病程较长，痛如锥刺刀割，痛处固定不移，疼痛反复发作，面色晦暗，舌质紫暗或见瘀斑瘀点，脉弦细或细涩。

证候分析：因情志不畅，肝失疏泄，气不行则血不畅，久之气滞血瘀，或久病入络，瘀血内阻，而致颜面疼痛如锥刺刀割，且疼痛反复发作处固定不移；瘀血阻络，颜面失荣，则面色晦暗；舌质紫暗而见瘀斑瘀点、脉弦细或细涩均为瘀血内阻之象。

【砭石疗法】

（1）治则　行气活血，通络止痛。

（2）操作方法

①抹法：用砭具在患者面部做抹法（图3-246）。

②点刺法：用砭具点刺阳白、四白、下关、颧髎、颊车、地仓、大迎、风池、翳风、曲池、列缺、合谷、侠溪、太冲（图3-247～图3-460）。

③刮法：用砭板沿面部经络或肌肉走向刮拭，也可在头部、颈、背部行刮法手法轻柔（图3-261）。

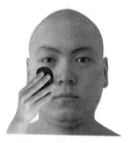

图3-246　抹法图

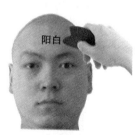

图3-247　点刺阳白

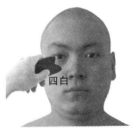

图 3-248　点刺四白

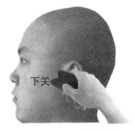

图 3-249　点刺下关

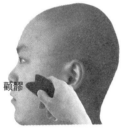

图 3-250　点刺颧髎

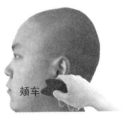

图 3-251　点刺颊车

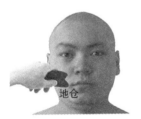

图 3-252　点刺地仓

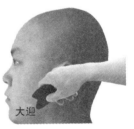

图 3-253　点刺大迎

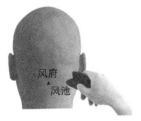

图 3-254　点刺风池

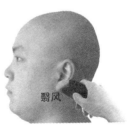

图 3-255　点刺翳风

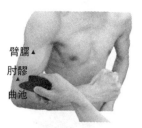

图 3-256　点刺曲池

臂臑▲
肘髎▲
曲池

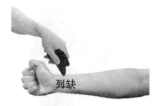

图 3-257　点刺列缺

列缺

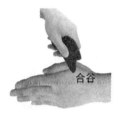

图 3-258　点刺合谷

合谷

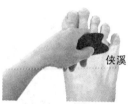

图 3-259　点刺侠溪

侠溪

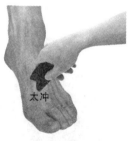

图 3-260　点刺太冲

太冲

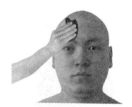

图 3-261　刮法图

　　（3）方义　阳白、四白、下关、颧髎、颊车、地仓、大迎位于面部，刺激这些穴位能通经活络，行气止痛。风池、翳风清热息风。曲池、合谷分别为手阳明大肠经合穴和原穴，手阳明大肠经的循行过面部，点刺曲池、合谷能疏风清热，取"面口合谷收"之义。列缺为八脉交会穴，通任脉。侠溪为胆经荥穴，太冲为肝经原穴，点刺这两穴能清肝胆火热。

颈椎病 ෨

颈椎病是由风寒、慢性劳损、外伤等引起的颈椎间盘退行性变，刺激或压迫神经、动脉、脊髓而引起的相应症状和体征。临床可分为颈型、交感型、神经根型、椎动脉型、脊髓型、混合型。临床症状可见头晕、头痛、恶心、呕吐、眩晕、耳鸣、视觉障碍。转头时突发，位置恢复后，症状随之消失；或颈、肩、背、上肢疼痛麻木，可沿神经分布放射至手部；或头、颈、肩疼痛等，并伴有相应的压痛点；或头痛、恶心、呕吐、视力下降、眼目干涩、心律不齐、血压升高、心悸、耳鸣、肢体发凉、发音不清等，或心动过缓、血压下降等；或单侧或双侧上下肢麻木，疲软无力，颤抖，活动不变，步态笨拙，走路不稳，晚期可卧床不起，重者完全瘫痪。

【辨证】

（1）风寒湿型

临床表现：颈肩不适，肩臂沉重，上肢及手指麻木，针刺样痛感，发作时疼痛加剧，夜间痛甚，得热则舒，遇寒则剧，舌质淡，苔薄白，脉沉缓。

证候分析：风寒湿邪侵袭，导致筋脉拘急，气血运行受阻，故见颈肩部强痛、拘紧麻木；寒为阴邪，气血凝滞，故夜间痛甚，遇热气血复通，故得热则舒、遇寒则剧；舌淡、苔薄白、脉沉缓为风寒湿邪侵袭、筋脉拘急之象。

（2）血瘀气滞型

临床表现：有外伤史或慢性劳损史，颈部僵硬，筋肉紧张，颈肩部疼痛如折，痛有定处，活动不利，上肢及手指呈刀割样疼痛、麻木，痛而拒按，舌质紫暗或有瘀点，苔薄白，脉涩或弦。

证候分析：外伤或劳损后局部经脉气血阻滞，肌筋失养，故颈部僵硬、筋肉紧张；局部瘀血阻滞，故痛有定处，活动不利，上肢及手指呈刀割样疼痛、麻木，痛而拒按；舌质紫暗或有瘀点、苔薄白、脉涩或弦均为血瘀气滞之象。

（3）气血虚弱型

临床表现：颈肩部不适，颈软无力，头痛，头晕，面色无华，神疲乏力，上肢麻样疼痛，手软无力，坐立时痛甚，卧则痛减，舌质淡红，苔薄，脉细濡。

证候分析：营卫虚损，气血不足无以充养经脉，颈肩部不适，颈软无力，气血虚弱；清窍、肢体失养，头痛，头晕，面色无华，神疲乏力，上肢麻样疼痛，手软无力，坐立时痛甚，卧则痛减；舌质淡红、苔薄、脉细濡为气血虚弱之象。

【砭石疗法】

（1）治则　行气活血，通经止痛。

（2）操作方法

①温法：将大砭块用热水加热至45℃～50℃，放在患者颈项部热熨。

②揉法：用圆砭石在颈项部施揉法以活血化瘀。

③刮法：用砭板在患者的颈项部做从上向下的刮法。行患侧上肢外侧刮法（图3-262）。

④拨法：用砭具对局部条索状物行拨法。

⑤点法：以砭板尖端点按风池、风府、肩井、天柱、天髎、曲垣、肩外俞、天宗、曲池、外关及阿是穴（图3-263～图3-472）。

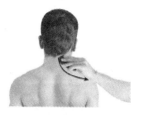

图3-262　刮颈项部

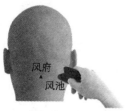

图3-263　点刺风池

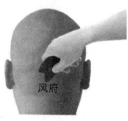

图3-264　点刺风府

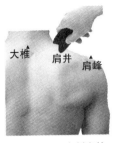

图 3-265　点刺肩井

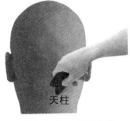

图 3-266　点刺天柱

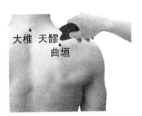

图 3-267　点刺天髎

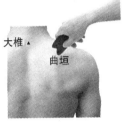

图 3-268　点刺曲垣

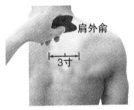

图 3-269　点刺肩外俞

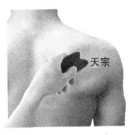

图 3-270　点刺天宗

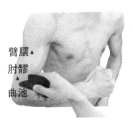

图 3-271　点刺曲池

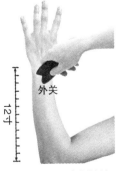

图 3-272　点刺外关

⑥叩法：用砭石在肩颈项部行叩法，结束治疗。

（3）方义　风池、风府、肩井、天柱、天髎、曲垣、肩外俞、天宗、阿是穴，为近处取穴，可缓解局部肌肉紧张，曲池、外关为循经远处取穴，分别为手阳明大肠经合穴及手少阳三焦经络穴，刺激两穴行气活血，可调节两经经气，缓解颈部不适。手三阳经循行于上肢外侧到达颈项。刮上肢外侧，可行气活血，调节三阳经经气。

落枕

由于睡眠时睡觉姿势不当，或露肩受风，醒后感到颈项强痛，活动受限的一种疾病。主要表现为醒后感到颈部肌肉强硬，颈部一侧肌肉紧张、疼痛，头歪向一侧，活动受限，转动困难。

【辨证】

（1）气滞血瘀

临床表现：晨起颈项疼痛，活动不利，活动时患侧疼痛加剧，头部歪向患侧，局部有明显压痛点，又是可见筋结，舌紫黯，脉弦紧。

证候分析：局部经脉气血阻滞，肌筋失养，故每于晨起颈项疼痛、活动不利、活动时患侧疼痛加剧；肌筋失养，而致肌肉拘挛，故见头部歪向患侧、局部有明显压痛点，有时可见筋结；舌紫黯、脉弦紧为气血瘀滞之象。

（2）风寒外袭

临床表现：颈项部强痛，拘紧麻木，可兼有淅淅恶风、微发热、头痛等表证，舌淡，苔薄白，脉弦紧。

证候分析：风寒外束，筋脉拘急，气血运行受阻，故见颈项部强痛、拘紧麻木；肺气失宣，卫阳被遏，故见淅淅恶风、微发热、头痛等表证；舌淡、苔薄白、脉弦紧为风寒在表、筋脉拘急之象。

（1）治则　通经活络，舒肌解痉，行血止痛。

（2）操作方法

①温法：将加热砭放在病变部位以缓解局部紧张。

②刺法：用砭尖点刺外关、悬钟、风池、风府、肩井、大椎、落枕穴（图3-273～图3-278）。

③刮法：用砭板在项部从上往下刮（图3-279）。

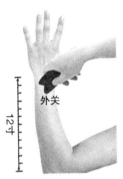

图 3-273　点刺外关

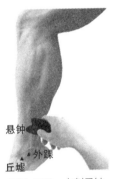

图 3-274　点刺悬钟

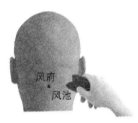

图 3-275　点刺风池

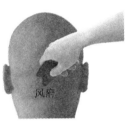

图 3-276　点刺风府

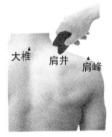

图 3-277　点刺肩井

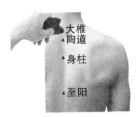

图 3-278　点刺大椎

④拨法：用砭板弹拨紧张的肌肉及条索状物以缓解痉挛（图3-280）。

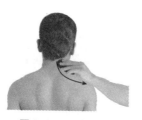

图3-279　刮颈项部

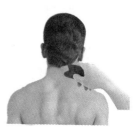

图3-280　拨法图

（3）方义　风池、风府、肩井、大椎为局部取穴，行气活血，散结止痛。外关、悬钟为循经远处取穴，分别为手足少阳经穴，两经均循行于项部，点刺外关、悬钟具有调节两经经气的作用。

肩周炎

肩周炎是肩关节软组织的退行性变，以肩痛为主，活动时加重，肩、臂活动功能受限。肩周炎中医学称为"肩凝证""冻结肩""漏肩风"等。因多发生在50岁以上的患者故又称"五十肩"。肩部疼痛，其疼痛或为钝痛，或为刀割样，逐渐加重，向前臂或颈部放射，肩关节活动受限，尤以外展、外旋、后伸障碍显著，严重时患肢不能梳头、刷牙、洗脸、穿衣服，甚至局部肌肉萎缩等，尤以三角肌最为明显。属中医学"痹证"范畴。

【辨证】

（1）外邪内侵

临床表现：肩部窜痛，遇风寒湿痛增，得温病缓，畏风恶寒，或肩部有沉重感，舌淡，苔薄白，脉弦滑或弦紧。

证候分析：风寒湿邪侵袭肩部，阻滞肩部经脉，风性主动，故见肩得温痛缓、畏风恶寒，或肩部有沉重感；舌淡、苔滑白、脉弦滑或弦紧为风寒湿邪侵袭、经络阻滞之象。

（2）气滞血瘀

临床表现：肩部肿胀，疼痛拒按，以夜间为甚，舌黯或有瘀斑，苍白或黄，脉弦或细涩。

证候分析：肩部外伤，或久病入络，气血瘀滞于肩部，故见肩部肿胀、疼痛拒按、以夜间为甚；舌暗或有瘀斑、苔白或黄、脉弦或细涩为气血瘀滞之象。

（3）气血虚弱

临床表现：肩部酸痛，劳累后疼痛加重，或伴头晕目眩、气短懒言，心悸失眠、四肢乏力，舌淡，苔少或白，脉细弱或沉。

证候分析：营卫虚损，气血不足无以充养经脉，故见肩部酸痛、劳累后疼痛加重；气血虚弱，清窍、肢体失养，故见头晕目眩、气短懒言、心悸失眠、四肢乏力；舌淡苔少或白、脉细弱或沉为气血虚弱之象。

【砭石疗法】

（1）治则　温经散寒，活血祛瘀，通络止痛。

（2）操作方法

患者取俯伏坐位，充分暴露肩部、背部配合治疗。

①刮法：自肩髃、肩髎、臑俞、云门、风府、曲池水平向下大面积实施刮法操作，力量由轻渐重，以疏通肩背部经脉气血。沿督脉、胆经、膀胱经，以刮法进行疏导（图3-281～图3-285）。

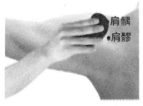

图3-281　刮肩髃、肩髎

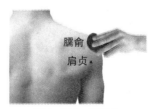

图3-282　刮臑俞

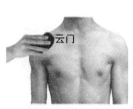

图 3-283　刮云门

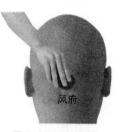

图 3-284　刮风府

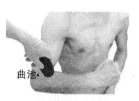

图 3-285　刮曲池

③推法：沿肩中俞至肩贞、巨骨至臑臑、天髎至臑会、云门至天府，分别对小肠经、大肠经、三焦经、肺经以推法进行疏导。沿督脉、胆经、膀胱经，以推法进行疏导。

③揉法：对肩髎、肩髃、臑俞、肩井、天髎、曲垣、肩外俞、天宗、肩中俞等穴以及肩部周围的疼痛点进行揉法操作。

④点法：点揉小肠经小海，大肠经曲池、合谷，三焦经外关、中渚，以及条口、阳陵泉、足三里等穴。手法根据病情而定，实证用泻法，虚证用补法，以平补平泻为主。

⑤拍法：最后从颈项部至肩及上肢施以拍法以调理气血。

（3）方义　手少阳三焦经、手太阳小肠经、手阳明大肠经、手太阴肺经、足少阳胆经都循行经过肩部，对这些经脉进行操作具有活血祛瘀、通络止痛的作用。泗滨浮石含有多种对人体有益的微量元素且不含对人体有害的物质，有极宽的红外辐射频带，能发出能量峰值在8～18μm波长范围的远红外辐射，这使得泗滨浮石在与人体接触时可以温补鼓舞体内阳气，温经散寒。

偏瘫肩痛

偏瘫肩痛是脑中风的常见并发症，其发生率在患侧上肢弛缓期时占60%～80%，多数出现在发病后3个月之内。可严重影响患肢功能恢复，影响其生存质量。临床表现为半身不遂，肩部疼痛，活动时疼痛加重，功能受限等症。

【辨证】

中医学将偏瘫性肩痛归属于"痹证"范畴。局部炎症反应为主要矛盾时，被辨证为"实证"，"实者外坚充满，不可按之，按之则痛"，对于慢性疼痛的患者，临床辨证为"虚证"。其局部的主要矛盾已由炎性反应转变为血液循环不良。常表现为喜温喜按，这时如在病灶局部施治，可以促进局部血液供应，从而获得疗效。

【砭石疗法】

（1）治则　温经通络，祛瘀止痛。

（2）操作方法

①温法：将砭石置70℃～100℃沸水中加热2～3分钟取出。使患者平躺，把加热的砭石枕至患者患肢肩胛肌下20分钟。

②叩法、刮法、滚法：取手三阳经穴位交替施治20分钟。

③刺法：取风池、大椎、肩髃、肩髎、曲池、手三里、外关等施治（图3-286～图3-291）。

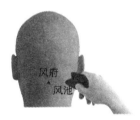

图3-286　点刺风池

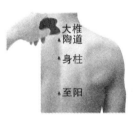

图3-287　点刺大椎

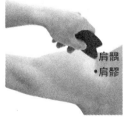

图3-288　点刺肩髃、肩髎

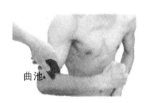

图3-289　点刺曲池

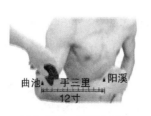

图 3-290　点刺手三里

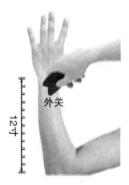

图 3-291　点刺外关

每天1次，10次为一疗程。交替施以砭石温法、叩法、刮法、滚法和刺法。砭石疗法兼有针、灸、推拿的作用，而砭石的特殊理化特性，可以起到内服外治的功效。

（3）方义　风池、大椎、肩髃、肩髎为局部取穴，缓解肩部肌肉紧张，手三里、外关为循经远部取穴，行气活血，通络止痛。

肱骨外上髁炎

肱骨外上髁炎属于劳损为主的病变，以肱骨外上髁处疼痛为主症，伸腕及前臂旋前受限，因网球运动员较常见，故又称网球肘。本病起病缓慢，起初是劳累后偶感肘关节外侧疼痛，延久逐渐加重，肘关节外侧疼痛呈持续性，可向前臂、上臂、腕部放射，甚至扭毛巾、举臂、扫地等动作均感疼痛乏力，也可伴有患臂无力、持物不牢等。

【辨证】

临床上常见如下两种证型。

（1）寒湿凝滞

临床表现：肘部疼痛，劳作尤甚，不能旋臂，提物困难，舌暗有瘀点，苔白腻，脉细涩。

证候分析：寒湿凝滞，阻滞肘部经络，经络不通，则肘部疼痛，劳作尤甚，不能旋臂，提物困难；寒湿阻滞，气血运行不畅，故舌暗有瘀点、苔白腻、脉细涩。

（2）肝肾不足

临床表现：肘部疼痛入夜尤甚，无力持重，伴头晕目眩，腰酸耳鸣，舌红少苔，脉细弱。

证候分析：肝主筋，肝阴不足，筋脉失养，不荣则痛、故肘部疼痛，无力持重；素体肝肾阴虚，夜又属阴，故入夜尤甚；肝肾精亏，不能上荣，故头晕目眩、耳鸣；腰为肾之府，肾精不足，故腰酸；舌红少苔、脉细弱均为阴精不足之象。

【砭石疗法】

（1）治则　活血疏筋，散结止痛。

（2）操作方法

①揉法：先由患者找到痛点，用砭按压以对比验证，一定要准确找到最痛点。找准后用砭处轻轻地推揉1分钟。

②拨法：用砭对准痛点上之粗隆、僵硬之筋进行按压拨动，使之柔和平软为止。施术时可多次间隙进行，一则免伤皮肤，二则患者能够忍受。

③点揉法：点揉曲池、肩髃、尺泽、手三里、外关穴各1分钟（图3-292～图3-296）。

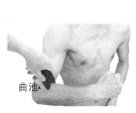

图3-292　点揉曲池

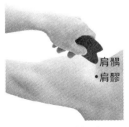

图3-293　点揉肩髃

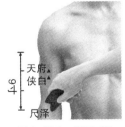

图3-294　点揉尺泽

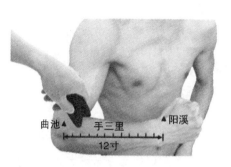

图 3-295　点揉手三里

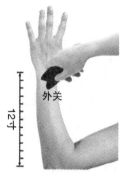

图 3-296　点刺外关

④温法：将加热砭板放在疼痛部位做温法以活血疏筋。

（3）方义　曲池、肩髃、手三里为手阳明大肠经穴，手阳明大肠经穴循臂上臑，经过肘外侧，点揉曲池、肩髃、尺泽、手三里，可行气活血、散结止痛。尺泽位于肘部属局部取穴，可宣散局部气血，外关属手少阳三焦经穴，手少阳三焦经穴亦经过肘部，点揉外关以行气止痛。

腕管综合征

　　腕管综合征又称腕管狭窄症，系指腕部外伤、骨折、脱位、扭伤或腕部劳损等原因引起腕横韧带增厚，管内肌腱肿胀，瘀血肌化使组织变性，或腕骨退变增生，使管径缩小，从而压迫正中神经，引起手指麻木无力为主的一种病症。本病好发于职业性搬运、托举、扭拧、捏拿等工作的人群中。临床主要表现为患者正中神经受压，食指、中指和无名指逐渐麻木、刺痛或呈烧灼样痛，腕关节肿胀、手动作不灵活、无力等症状，局部性疼痛常放射到肘部及肩部，夜间加剧，寐而痛醒，温度高时疼痛加重，活动或甩手后可减轻；寒冷季节患指发凉、发绀、手指活动不灵敏，拇指外展肌力差，偶有端物、提物时突然失手；病情严重者患侧大小鱼际肌肉萎缩，甚至出现患指溃疡等神经营养障碍症状。

【辨证】

临床表现：手指麻木、刺痛，夜间加剧，甚至于睡眠中痛醒，劳累后症状加剧，偶可向上放射到臂、肩部，叩击腕部屈面正中时，可引起手指放射性触电样刺痛。晚期可出现掌部鱼际肌萎缩麻痹及肌力减退，拇、食、中、无名指的桡侧一半感觉消失，甚至影响活动。

证候分析：因风寒湿邪痹阻经络，或慢性劳损，或跌扑损伤致经络不畅，气血瘀阻，不通则痛，故手指麻木、刺痛，夜间加剧，甚至于睡眠中痛醒；晚期气血更虚，瘀阻更甚，手部经脉失于濡养故可出现掌部鱼际肌萎缩麻痹及肌力减退，拇、食、中、无名指的桡侧一半感觉消失。

【砭石疗法】

（1）治则　通经活络，祛风除湿。

（2）操作方法

①拨法：用砭具在患肢腕管处顺肌腔方向进行弹拨。

②点按法：用砭具在患肢腕管处顺肌腔方向进行点按。

③揉法：用砭具揉按合谷、劳宫、阳溪、鱼际、大陵、阳池、内关、列缺、外关等（图3-297~图3-305）。

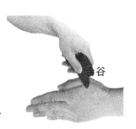

图 3-297　揉合谷

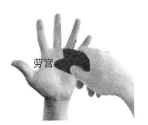

图 3-298　揉劳宫

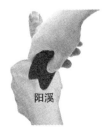

图 3-299　揉阳溪

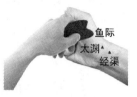

图 3-300　揉鱼际

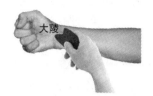

图 3-301　揉大陵

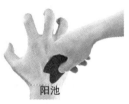

图 3-302　揉阳池

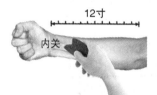

图 3-303　揉内关

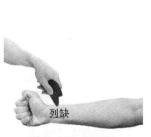

图 3-304　揉列缺

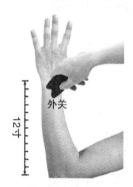

图 3-305　揉外关

　　④推揉法：用砭具沿手太阴肺经、手少阴心经和手厥阴心包经的循行线指端，做推揉法。

　　⑤震颤法：医者用砭具一手握住患肢前臂远端，另一手握住掌指部，两手在缓慢轻度向相反方向牵拉的同时，握掌指之手反复进行震颤活动。

　　（3）方义　用砭具在腕管处，进行弹拨、点按、推揉、震颤，能调节局部经气，缓解肌肉紧张。合谷、劳宫、阳溪、鱼际、大陵、阳池、内关、列缺、外关为手阳明大肠经、手厥阴心包经、手太阴肺经、手少阳三焦经上的穴位，且这些穴位都在腕管附近，揉按这些穴位，能通行经气、运行气血。

腱鞘囊肿

发生在关节囊和腱鞘的充液肿胀称为腱鞘囊肿，常发生在腕、踝关节。本病女性多于男性。临床表现为患部出现一缓慢长大的圆形包块，小时无症状，长大到一定程度后关节活动时有胀感、酸痛。

【辨证】

临床表现：囊肿常发生于腕背、足背，亦可发生在前臂，手腕的背侧及踝前，表面光滑，皮色不变，多呈半隆起，时大时小，初起与皮肤不相连，局部温度正常，肿块基底固定或可移，有囊性感，压痛轻微或无感觉。

证候分析：外伤筋膜，邪气所居，故多呈半隆起，时大时小，有囊性感，压痛轻微；郁滞运化不畅，故肿胀间有酸痛感，伴有一定的功能障碍，而皮温正常，均为积聚于骨节经络之征。

【砭石疗法】

（1）治则行气活血，消瘀散结。

（2）操作方法

①如无症状，无需治疗。如囊肿较大，先用砭具按揉以行气活血，再用手指挤破囊肿，迫使囊液流出，然后加压包扎。

②以后每日在囊肿处揉按，挤压，使囊液流出，防止复发。

（3）方义　病多因劳伤或伤后气血阻滞，夹瘀夹痰凝结而成，挤破囊肿，使囊液流出，能消瘀散结、行气活血，通则不痛。

腰椎间盘突出症

腰椎间盘突出症是由于外伤或长期劳损引起腰椎间盘退行性变，纤维环破裂，髓核脱出，压迫神经根或脊髓，引起腰腿痛，一侧或两侧下肢麻木、疼痛，严重者影响转身，转身即疼。腰椎间盘突出症属中医学"腰痛""腿痛""痹证"等范畴。

本病患者大多有闪腰外伤史。典型症状是腰痛，放射痛沿坐骨神经传导，而出现一侧或两侧下肢麻木、疼痛。凡能使脑脊液压力增高的动作，如咳嗽、喷嚏和大便，以及使坐骨神经受牵拉的弯腰、直腿抬高等都可加重腰痛及放射痛。

【辨证】

（1）气滞血瘀

临床表现：多见于青壮年。有明显外伤史，腰部活动受限，疼痛难忍并向一侧或双侧下肢放射，咳嗽时疼痛加剧。后期可见下肢疼痛麻木或肌肉萎缩，舌质淡红或暗紫，苔薄黄或黄腻，脉弦涩。

证候分析：外伤后气血运行不畅，瘀血凝滞腰部，腰部活动受限，疼痛难忍并向一侧或双侧下肢放射；瘀血日久可致血虚，不能濡养筋脉而见下肢疼痛麻木或肌肉萎缩；舌质淡红或暗紫、苔薄黄或黄腻、脉弦涩均为气滞血瘀或血瘀致虚之象。

（2）风寒湿痹

临床表现：多见于中年人，常有慢性劳损及风寒湿邪侵袭病史，腰部酸困疼痛重着，转侧不利，适量活动疼痛稍减，阴雨天症状加重，得热痛减，遇寒痛重，下肢沉重无力或有蚁行感，病程缠绵。舌质淡、苔白或腻，脉沉缓。

证候分析：风寒湿邪为患，故见腰部重痛、酸麻，转侧不利；腰部经脉为风寒之邪阻滞，故天寒阴雨加重；寒湿为阴邪，得热痛减，遇寒痛重，寒性凝滞，湿性重浊，故下肢沉重无力或有蚁行感，病程缠绵；苔白腻、脉沉为寒湿内宿之象。

（3）肝肾亏虚

临床表现：多见年老体弱，病程日久，全身乏力，腰膝酸软，伸屈不利，肢体有凉感，小腿麻木重着，舌质淡，苔薄白，脉细缓。

证候分析：腰为肾之府，久病或年老体衰导致肝肾亏虚腰府空虚，故腰膝酸软，伸屈不利；肾阳不足，则肢体有凉感，肾为先天之本，肾虚不能濡养诸身，则小腿麻木重着；舌质淡、苔薄白、脉细缓均为肝肾不足之征。

【砭石疗法】

（1）治则　疏筋复位，活血通络。

（2）操作方法

①温法：将加热砭放在患者腰部做温法。

②揉法：用砭具在腰部、臀部及下肢做揉法，使肌肉放松，气血流通。

③刮法：用砭具在腰部、臀部及下肢做刮法。

④拨法：用砭具锐缘对僵硬肌肉、条索状物及结节施以拨法，以疏筋解痉，开通闭塞。

⑤点法：用砭具尖端点按腰部腧穴及环跳、承扶、殷门、委中、阳陵泉、承山、昆仑、悬钟等穴（图3-306～图3-313）。

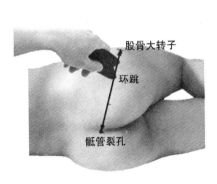

图3-306　点环跳

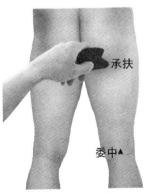

图3-307　点承扶

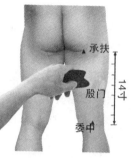

图 3-308　点殷门

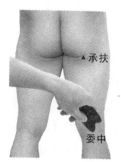

图 3-309　点委中

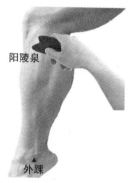

图 3-310　点阳陵泉

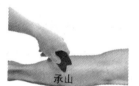

图 3-311　点承山

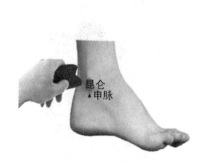

图 3-312　点昆仑

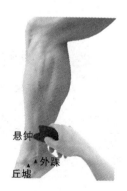

图 3-313　点悬钟

（3）方义　点按腰部腧穴为近部取穴，可行气活血、疏筋止痛；环跳、委中、阳陵泉、承山、昆仑、悬钟、承扶、殷门为足少阳胆经及足太阳膀胱经上腧穴，因两经循行于下肢后面和侧面，刺激两经穴位可疏筋解痉、活血通络。

臀上皮神经损伤

臀上皮神经损伤是临床常见病，属中医学"皮痹"范畴。大部分患者有受寒凉史，部分有外伤史，如闪、扭等；患侧臀部疼痛，可呈刺痛、酸痛或撕裂痛，急性发作时疼痛剧烈，常有大腿后部牵扯痛，但不过腘窝；弯腰受限，行走不便，坐起困难。臀上皮神经分布区压痛明显，臀部肌肉紧张，有时可触及条索状筋结；对侧下肢直腿抬高受限，但无神经根刺激征；腰椎及髋关节X线片无异常表现。

【辨证】

（1）寒湿凝滞

临床表现：腰腿冷痛，活动不利，喜热怕凉，每逢阴雨天疼痛加重，舌淡，苔白腻，脉沉迟或沉紧。

证候分析：寒为阴邪，其性凝滞，湿性重浊黏滞，寒湿阻滞经络则腰腿冷痛，活动不利，喜热怕凉，每逢阴雨天疼痛加重；舌淡、苔白腻、脉沉迟或沉紧为寒湿内盛的表现。

（2）湿热阻滞

临床表现：腰腿疼痛，伴有热感，逢暑湿天气、湿热环境疼痛加重，小便赤，苔黄腻，脉濡数。

证候分析：寒湿留滞经络，留而不去，郁久化热，湿热内蕴则腰腿疼痛，伴有热感，逢暑湿天气、湿热环境疼痛加重，小便赤；苔黄腻、脉濡数亦为湿热之象。

（3）瘀血阻滞

临床表现：腰痛及腿，腰椎僵硬，活动不利，腰肌紧张，腰痛拒按，痛有定处，舌质暗红或紫暗，或有瘀斑，脉细涩。

证候分析：局部损伤，瘀血内停，不通则痛，则腰痛及腿，腰椎僵硬，活动不利，腰肌紧张，腰痛拒按，痛有定处；舌质暗红或紫暗，或有瘀斑，脉细涩为瘀血内停的表现。

（4）肝肾亏虚

临床表现：腰腿酸痛，腿软无力，疼痛喜按，遇劳加重，卧则痛减，迁延反复，缠绵不愈；偏阳虚者肢体冷痛，喜热畏寒，舌质淡、苔白，脉沉细弱。偏阴虚者午后低热，口渴寐差，舌质微红，苔微黄而干，脉沉细数。

证候分析：损伤日久，肝肾亏虚，正虚邪恋则腰腿酸痛，腿软无力，疼痛喜按，遇劳加重，卧则痛减，迁延反复，缠绵不愈；阳虚则寒，故肢体冷痛，喜热畏寒，舌质淡、苔白，脉沉细弱；阴虚则热，故午后低热，口渴寐差，舌质微红，苔微黄而干，脉沉细数。

【砭石疗法】

（1）治则　疏通经络，活血祛瘀。

（2）操作方法

①温法：将砭石放在温水中加热后放在臀部疼痛部位，每日治疗1次，5次为一疗程。

②刮法：在患者臀上皮神经分布区自上而下刮擦，力度以患者能耐受为度。

③揉法：在患者臀部，大、小腿后侧做反复的揉法，以放松臀部肌肉。

④刺法：用砭具尖端点刺肾俞、白环俞、居髎、环跳、上髎、次髎、下髎等穴（图3-314～图3-320）。

⑤拨法：用拨法对其条索状筋结进行缓慢弹拨。

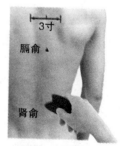

图3-314　点刺肾俞

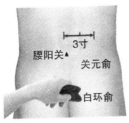

图 3-315　点刺白环俞

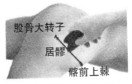

图 3-316　点刺居髎

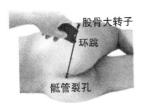

图 3-317　点刺环跳

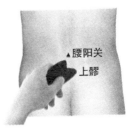

图 3-318　点刺上髎

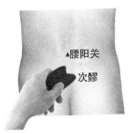

图 3-319　点刺次髎

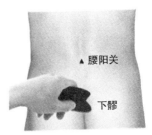

图 3-320　点刺下髎

（3）方义　应用砭石刮擦臀上皮神经分布区，手法力度较轻，作用层次在浅层的阳络，能直接激发卫气，祛邪外出。刮擦可直接疏通络气，活血祛瘀，瘀祛则络通，气血重新输布，络脉充盈而能温分肉濡组织。而且泗滨浮石砭具刮擦人体时，可产生超声波脉冲，丰富的超声脉冲有疏通经络、活血祛瘀、扶正祛邪的功能。肾俞、白环俞、居髎、环跳、上髎、次髎、下髎位于膀胱经和胆经上，在腰臀部，刺激这些穴位，能调节膀胱经和胆经经气，行气止痛。

梨状肌综合征

梨状肌综合征属于中医学"痹证""筋伤"的范畴。由于梨状肌急慢性疾患刺激坐骨神经、臀下神经，引起腰腿痛者称为梨状肌综合征。患者可出现腰臀部疼痛，向腿后部放射，或伴有麻感。患者自觉患侧腿变短，不敢直腰，翻身困难。患者走动时，腰向患部弯曲，屈膝，足尖着地，头倾向健侧，形成多曲折性跛行体态。急性梨状肌损伤者腰臀部剧烈疼痛，甚至如刀割样难忍，可延向下肢到足，夜不能寐。

【辨证】

临床表现：多因外伤或风寒湿邪而诱发加重臀腿疼痛，严重者自觉循足太阳、少阳经筋分布区放射性疼痛，甚则臀部有"刀割样"或"烧灼样"疼痛，不能入睡，影响日常生活，甚则走路跛行。

证候分析：劳累或感受风、寒、湿及髋部突然扭闪，急骤外旋，损伤梨状肌，故发生循足太阳、少阳之经筋向下放射性疼痛。风寒湿痹，痹阻经络，故疼如"刀割样"，不得入睡。肌肉呈弥漫性肿胀，肌束变硬，坚韧、弹性减低等，均为风寒痹阻、经筋闭塞、经络阻滞之征。

【砭石疗法】

（1）治则　行气活血，舒筋解痉，散结止痛。

（2）操作方法

①揉法：用砭具从患者腰部至臀部，大、小腿后侧做反复的揉法，以放松臀部肌肉。

②滚法：用砭棒在腰、臀及腿后做滚法。

③刺法：用砭具尖端点刺肾俞、白环俞、居髎、环跳、上髎、次髎、下髎、承扶、殷门、委中、承山、阳陵泉、悬钟、昆仑等穴（图3-321~图3-334）。

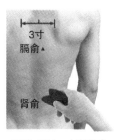

图 3-321　点刺肾俞

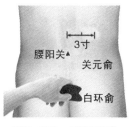

图 3-322　点刺白环俞

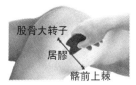

图 3-323　点刺居髎

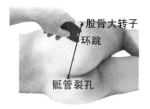

图 3-324　点刺环跳

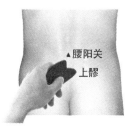

图 3-325　点刺上髎

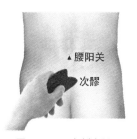

图 3-326　点刺次髎

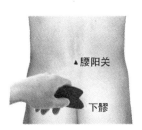

图 3-327　点刺下髎

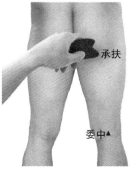

图 3-328　点刺承扶

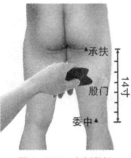

图 3-329　点刺殷门

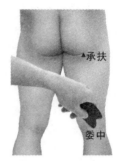

图 3-330　点刺委中

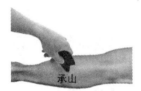

图 3-331　点刺承山

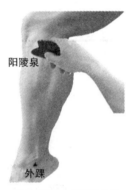

图 3-332　点刺阳陵泉

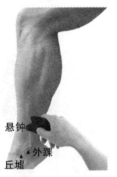

图 3-333　点刺悬钟

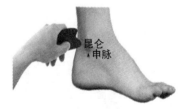

图 3-334　点刺昆仑

④拨法：用砭具重按至梨状肌，用拨法对其条索状硬刃束肌进行缓慢弹拨。

⑤叩法：用砭具叩击臀部及腿后部。

（3）方义　肾俞、白环俞、居髎、环跳、上髎、次髎、下髎为局部取穴有痛经活络、散结止痛的作用。承扶、殷门、委中、承山、阳陵泉、悬钟、昆仑为足少阳胆经和足太阳膀胱经穴，两经分别循行于腿侧面及后面，能行气活血、通络止痛。

坐骨神经痛

坐骨神经痛是指坐骨神经受到各种病因影响，引起坐骨神经通路及分布区疼痛，属于中医学"腰痛""痹证"范畴。由于腰部闪挫、劳损、寒湿侵袭等原因，阻痹经气，导致腰痛，牵引一侧下肢后外窜痛麻木，咳嗽痛重，活动受限。以此为主要表现的肢体痹证，中医学病名为"偏痹"。本病多发于中年，男性居多。患者多有腰部外伤史或过重负重史，腰臀部受寒湿侵袭而发。病位在腰腿，与外伤、寒湿之邪外袭密切相关，久病化热，伤及肝肾之阴。常单侧发病，多表现为腰腿疼痛，下肢无力小腿后外侧及足背感觉障碍。根性坐骨神经痛常在咳嗽、喷嚏和用力时疼痛加剧且呈放射性。急性坐骨神经炎常先为腰部僵直感，数日后出现沿坐骨神经痛通路的剧烈疼痛，常在夜间加剧。

【辨证】

（1）寒胜痛痹证

临床表现：腰部连及下肢窜痛，遇寒加重，得温痛减，形寒肢冷，舌淡，苔白，脉沉细。

证候分析：寒性收引，拘急作痛；热性胜寒，故痛遇寒加重，得温痛减；寒邪为患，则见形寒肢冷，舌淡苔白。

（2）寒湿犯腰证

临床表现：腰部连及下肢窜痛，肢体沉重，遇寒加重，得温痛减，形寒肢冷，舌淡胖苔白，脉濡缓。

证候分析：寒性收引，湿性黏滞，寒湿侵袭，痹阻经络，不通则痛，且肢体沉重；热性胜寒，故痛遇寒加重，得温痛减。

（3）瘀血犯腰证

临床表现：腰部压痛明显，连及下肢疼痛，痛如刀割针刺，入夜尤甚，舌质紫暗或有斑点，脉涩。

证候分析：血溢脉外，留滞于经，阻痹经络，故见局部压痛明显，连及下肢，疼痛性质如刀割针刺；瘀血为患，故见舌质紫暗或有斑点，脉涩。

（4）湿热犯腰证

临床表现：腰部连及下肢灼热疼痛，腰部沉重，转侧不利，渴不欲饮，舌质红，苔黄腻，脉濡数或滑数。

证候分析：湿热为患，湿性黏滞，故痛性灼热，腰部沉重，转侧不利；热邪伤津，故渴；热蒸湿邪，故虽渴不欲饮；湿热侵袭，而见舌质红、苔黄腻、脉濡数或滑数。

（5）肝肾亏虚证

临床表现：腰部连及下肢后外侧，腰膝酸软，头晕耳鸣，软弱无力，劳累更剧，脉弱。

证候分析：痹证病久，伤及肝肾，腰为肾府，肝为筋主，肝肾亏虚无以濡润，故腰膝酸软、腰腿窜痛；肾为先天之本，肾虚气化无力，不能上荣营养周身，故头晕耳鸣、软弱无力、劳累更剧、脉弱。

【砭石疗法】

（1）治则　行气活血，通络止痛。

（2）操作方法

①温法：将砭具加热后放在疼痛部位做温法。

②刮法：用砭具刮腰、臀部及腿后侧。

③按揉法：用砭具在腰、臀部及腿后侧做按揉。

④刺法：用砭具点刺腰俞、肾俞、环跳、承扶、殷门、委中、阳陵泉、承山、悬钟、昆仑等穴（图3-335～图3-344）。

⑤推法：用砭具在腰、臀部及腿后侧做推法。

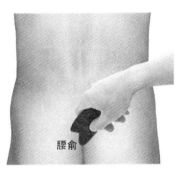

图 3-335　点刺腰俞

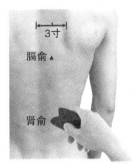

图 3-336　点刺肾俞

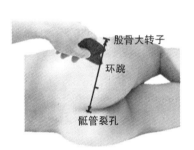

图 3-337　点刺环跳

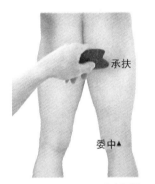

图 3-338　点刺承扶

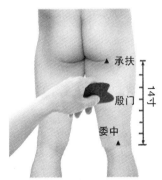

图 3-339　点刺殷门

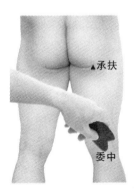

图 3-340　点刺委中

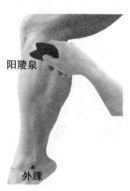

阳陵泉

外踝

图3-341 点刺阳陵泉

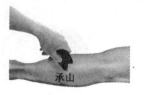

承山

图3-342 点刺承山

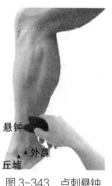

悬钟

外踝

丘墟

图3-343 点刺悬钟

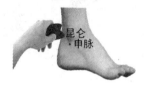

昆仑
申脉

图3-344 点刺昆仑

（3）方义 腰俞、肾俞、环跳为局部取穴有通经活络、散结止痛的作用。承扶、殷门、委中、阳陵泉、承山、悬钟、昆仑为足少阳胆经和足太阳膀胱经穴，两经分别循行于腿侧面及后面，沿坐骨神经走行，能行气活血、通络止痛。

髌骨软化症

髌骨软化症又称髌骨软骨病、髌骨劳损，是髌骨软骨面及其相对的股骨髌面的关节软骨由于损伤而引起的，以膝部不适，髌骨后方疼痛，膝内侧隐痛，活动时疼痛加重，继而自觉髌骨之间有摩擦感，髌骨有压痛为主要表现的退行性疾病。它不仅有髌骨软骨面的退行性改变，同时又可伴有股骨滑车部软骨面的退变，是膝关节常见的一种疾病。本病起病缓慢，最初常感到膝部隐痛、下楼时疼痛，逐渐变为上下楼梯都痛，下蹲后站起时疼痛，无力，常两侧先后发病。髌骨关节面及周围有压痛。

【辨证】

（1）气滞血瘀

临床表现：伤后即肿，肿胀较甚，按之如气囊，广泛瘀斑，疼痛，活动时疼痛剧烈。舌质红，苔薄，脉弦。

证候分析：伤后气滞血瘀，经络不通，故伤后即肿，肿胀较甚，按之如气囊，广泛瘀斑，疼痛；脉弦为气滞的表现。

（2）寒湿阻滞

临床表现：进行性反复性肿胀，按之如棉絮。游走性痛为风重，重坠肿甚为湿重，为寒重。舌淡苔白腻，脉弦滑。

证候分析：湿性重浊黏滞，故膝关节疼痛、重着肿胀，按之如棉絮；风性主动，善行而数变故游走性痛；寒为阴邪，其性凝滞，故膝关节固定冷痛；苔白腻、脉弦滑为体内有痰湿的表现。

（3）脾肾不足

临床表现：肿胀持续日久，面色少华，纳呆便溏，肌肉萎缩，膝酸软无力，舌红光，脉细无力。

证候分析：肿胀持续日久，耗气伤阴，损伤脾气，脾气虚运化无力，则纳呆便溏，肌肉萎缩；生化乏源则面色少华；肝肾阴虚则膝酸软无力、舌红光、脉细无力。

（4）痰湿结滞

临床表现：肿胀持续日久，肌肉硬实，筋粗筋结，膝关节活动受限，舌淡，苔白腻，脉滑。

证候分析：迁延不愈，正虚邪恋，津凝为痰，痰湿痹阻，出现膝关节肿大变形，肌肉硬实，筋粗筋结，膝关节活动受限；舌淡、苔白腻、脉滑均为痰湿结滞之象。

【砭石疗法】

（1）治则　活血通络，开痹止痛，祛寒除湿。

（2）操作方法

①温法：先将砭石放于的热水中浸泡，拿起擦干后放置于患侧膝关节腘窝处，令患者安静仰卧半小时，然后用加热的椭圆砭石放在髌骨上方进行温法，3~5分钟。

②揉法：在大腿与小腿处用椭圆砭石使用一定的压力做揉法，压力要达到所需肌肉层次。

③擦法：用椭圆砭石在膝关节处及周围在体表上做擦法。

④点法：用砭椎在膝关节处及周围选择相应的穴位足三里、阳陵泉、阴陵泉、梁丘、血海、膝眼、委中、悬钟、肾俞、脾俞等进行点法（图3-345~图3-354）。

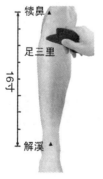

图3-345　点足三里

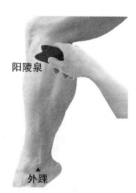

图3-346　点阳陵泉

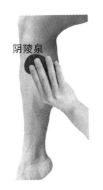

图 3-347　点阴陵泉

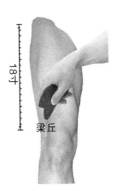

图 3-348　点梁丘

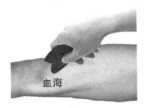

图 3-349　点血海

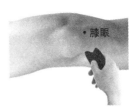

图 3-350　点膝眼

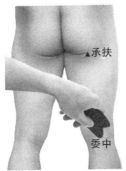

图 3-351　点委中

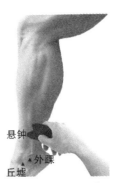

图 3-352　点悬钟

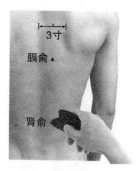

图 3-353　点肾俞

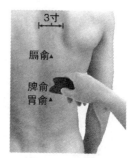

图 3-354　点脾俞

（3）方义　温法在治疗中是最重要的治疗方法之一，将泗滨砭石加热以后，具有补气活血、疏通经络、扶正祛邪、温阳祛寒的作用。揉法能激发气血、促进气血循环、放松肌肉。擦法有利于调和经络气血、疏通经络、活血化瘀。点按足三里、阳陵泉、阴陵泉、梁丘、血海、膝眼、委中、悬钟、肾俞、脾俞等穴具有补肾健脾、行气活血之功。

膝关节增生性关节炎

膝关节是人体内最大和最复杂的关节，在退行性骨关节病中发病率约占30％。膝关节增生性关节炎是骨伤科常见病，尤其是老年人多发。因它是由关节软骨退化开始的关节病变，亦称之为退化性关节炎、老年性关节炎或骨性关节炎。主要病变为局限性、进行性关节软骨破坏、软骨下骨质变密、边缘性骨软骨形成和关节畸形所致的慢性骨关节病，属于中医学"骨痹"范畴。患者有不同程度的晨起下床或由坐位站起开始行走时膝关节疼痛感，稍活动或短距离行走后疼痛减轻，但行走时间长时疼痛加重，上、下楼梯或上、下坡时疼痛加重。

【诊断标准】

（1）初起多见腰腿、腰脊、膝关节等隐隐作痛，屈伸、俯仰、转侧不利，轻微活动稍缓解，气候变化加重，反复缠绵不愈。

（2）起病隐袭，发病缓慢，多见于中老年。

（3）局部关节可见轻度肿胀，活动时关节常有咯喇声和摩擦声。严重者可见肌肉萎缩，关节畸形，腰弯背驼。

（4）X线摄片检查示骨质疏松，关节面不规则，关节间隙狭窄，软骨下骨质硬化，以及边缘唇样改变，骨赘形成。

（5）查红细胞沉降率、抗链球菌溶血素"O"、黏蛋白、类风湿因子等，与"风湿痹"相鉴别。

【辨证】

临床上常见如下三种证型。

（1）风寒湿痹

临床表现：膝关节疼痛、重着，遇寒冷潮湿加重，得热则缓，日轻夜重，屈伸不利，痛处不红不热，或有肿胀，舌淡苔白，脉弦紧。

证候分析：膝关节疼痛，屈伸不利为风寒湿痹的共同症状，系由风寒湿邪留滞经络，阻痹气血所引起；以寒邪偏盛，寒为阴邪，故遇寒冷加重，得热则缓，痛处不红不热；以湿邪偏盛，因湿性重浊黏滞，故膝关节疼痛、重着，遇潮湿加重，或有肿胀；舌淡苔白、脉弦紧为属痛属寒。

（2）风湿热痹

临床表现：膝关节疼痛拘急，红肿，日轻夜重，多伴有发热口渴、心烦等症状，舌红苔黄，脉滑数。

证候分析：邪热壅于经络、关节，气血郁滞不通，以致局部红肿灼热，膝关节疼痛拘急；热盛津伤，故多伴有发热口渴、心烦等症状；舌红苔黄、脉滑数均为热盛之象。

（3）痰瘀痹阻

临床表现：日久不愈，膝关节肿大变形，屈伸不利，肌肉瘦削僵硬，面色晦暗，舌暗红、有瘀斑，脉细涩。

证候分析：痹证迁延不愈，正虚邪恋，瘀阻于络，津凝为痰，痰瘀痹阻，出现膝关节肿大变形，屈伸不利，肌肉瘦削僵硬；面色晦暗、舌暗红有瘀斑、脉细涩均为痰瘀痹阻之象。

【砭石疗法】

（1）治则　活血化瘀，消肿止痛。

（2）操作方法

①温法：用加热后的砭具放在膝部行温法。

②推法：用砭具分别对膀胱经委中至昆仑、胆经阳陵泉至绝骨、脾经血海至三阴交、胃经伏兔至下巨虚进行推法操作（图3-355～图3-357）。

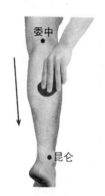
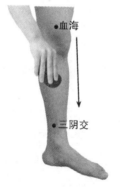
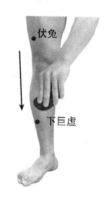

图3-355　推膀胱经委中　　图3-356　推脾经血海至　　图3-357　推胃经伏兔至
　　　　　至昆仑　　　　　　　　　　　三阴交　　　　　　　　　　下巨虚

③点法：用砭具点按鹤顶、犊鼻、阳陵泉、阴陵泉、梁丘、血海、膝眼（图3-358～图3-364）。

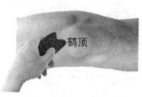
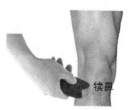

图3-358　点鹤顶　　　　　　　　　　图3-359　点犊鼻

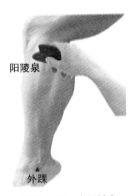

图 3-360 点阳陵泉

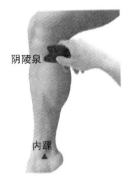

图 3-361 点阴陵泉

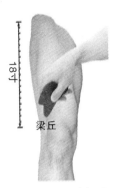

图 3-362 点梁丘

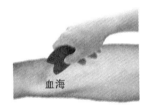

图 3-363 点血海

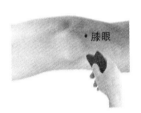

图 3-364 点膝眼

④刮法：环绕膝关节，由轻到重大面积实施刮法重点沿胆经、膀胱经、脾经、胃经进行疏导。1周为一疗程（图3-365）。

（3）方义 用砭具温法具有温热化湿、通经活络、消肿散瘀的作用。点按鹤顶、犊鼻、阳陵泉、阴陵泉、梁丘、血海、膝眼为局部取穴，有行气活血、通络止痛的作用。环绕膝关节，沿胆经、膀胱经、脾经、胃经实施刮法具有通经活络的作用。

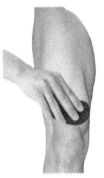

图 3-365 刮膝关节

足跟痛

足跟痛是足跟一侧或两侧疼痛，不红不肿，行走不便。又称脚跟痛。本病在中医学中属"痹证""肾虚"范畴。

【辨证】

临床上常见如下两种证型。

（1）肝肾亏虚

临床表现：足跟隐痛，劳则加重，休息后缓解，腰膝酸软，头晕目眩，耳鸣耳聋，舌淡苔白，脉沉弱。

证候分析：年老肾虚，体质虚弱，肾阴阳俱亏，不能温煦和滋养足少阴肾经循行路上的筋骨，跟骨失养，致使足跟隐痛，劳则加重，休息后缓解；腰为肾之府，故肾虚则见腰膝酸软；肾开窍于耳，肾虚不能充养耳部，则见耳鸣耳聋；肝开窍于目，肝肾阴虚，则见头晕目眩；舌淡苔白、脉沉弱为虚弱之象。

（2）寒湿痹阻

临床表现：足跟疼痛，遇寒加重，得热则缓，肢体困重，苔白腻，脉沉。

证候分析：当寒湿之邪，侵袭足跟部，闭阻经络时，因寒性收引，湿性凝滞，故足跟疼痛，遇寒加重，得热则缓，肢体困重；苔白腻、脉沉均为寒湿停聚之象。

【砭石疗法】

（1）治则　补肾通痹，散结止痛。

（2）操作方法

①振法：用砭具在小腿内侧足三阴经实施振法。

②拍法：用砭具在足太阳经下肢部行拍法（图3-366）。

③点按法：用砭具点按太溪、照海、昆仑、申脉、悬钟、阳陵泉（图3-367～图3-372）。

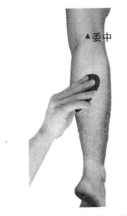

图 3-366　拍足太阳经下肢部

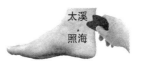

图 3-367　点按太溪

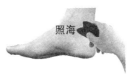

图 3-368　点按照海

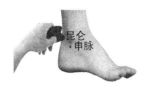

图 3-369　点按昆仑

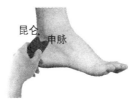

图 3-370　点按申脉

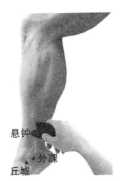

图 3-371　点按悬钟

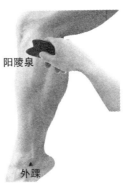

图 3-372　点按阳陵泉

（3）方义

在腿部阴经施以振法，阳经施以拍法以疏通经气；太溪是足少阴经原穴和输穴，输主体重节痛，足少阴经"别入跟中"，配照海调节局部经气。昆仑、申脉属足太阳经，与肾相表里，既通络，又益肾。悬钟为八会穴的髓会，可补髓壮骨，通经活络。阳陵泉为八会穴的筋会，可调筋止痛。

风湿病

风湿病属于中医学"痹证"范畴，为临床常见、多发的一种难治性疾病。风湿是指以肌肉、关节疼痛为主的一类疾病。主要影响身体的结缔组织，可能是免疫系统损伤造成的。在现代医学并不是指某一种特定的疾病，而是一类疾病的总称，包括滑囊炎、强直性脊柱炎、黏附性肩囊炎、骨性关节炎、银屑病、风湿热、类风湿关节炎/复发性风湿病、系统性红斑狼疮、巨细胞性动脉炎、多发性肌炎、腱鞘炎、纤维肌痛、炎性肠病关节炎、风湿性心脏病等。

【辨证】

（1）风寒湿痹

临床表现：风寒湿痹以肌肉筋骨关节疼痛、肿胀，肢体麻木，展伸不利，恶风畏寒，得热痛减，遇冷痛增，舌苔薄白或白腻，脉沉紧或沉弦或滑为主要临床特征。风寒湿痹又有"行痹""痛痹"及"着痹"之分。行痹者，其游走不定，恶风寒；痛痹者，痛剧，遇寒则甚，得热则缓；着痹者，重着而痛，手足笨重，活动不灵，肌肤麻木不仁。其治则以祛风除湿、温经散寒、通络止痛为主。

证候分析：风寒湿痹留滞经络，阻痹气血，故关节疼痛、肿胀，肢体麻木，展伸不利，恶风畏寒，得热痛减，遇冷痛增；风邪善行而数变，故行痹者，游走不定；寒为阴邪，其性凝滞，故痛痹者，痛剧，遇寒则甚，得热则缓；湿性重浊黏滞，故着痹者，重着而痛，手足笨重，活动不灵，肌肤麻木不仁。

（2）风湿热痹

临床表现：风湿热痹以肌肉筋骨关节疼痛，局部红肿、灼热，甚者痛不可及，得冷稍舒，或伴发热、恶风、口渴、烦闷等全身表现，舌质红，舌苔黄或黄腻，脉滑数或濡为主要临床特征。

证候分析：邪热壅于经络、关节，气血郁滞不通，以致局部红肿热、灼热，甚者痛不可及，得冷稍舒；热盛伤津，故致发热、恶风、口渴、烦闷等全身表现；舌质红、舌苔黄或黄腻、脉滑数均为热盛之象。

【砭石疗法】

（1）治则　祛风除湿，化瘀止痛。

（2）操作方法

①温法：先将砭板放在50℃~70℃的水中浸泡，擦干后放在患者相应的脊柱部位和疼痛部位。

②叩法：用砭板沿督脉及手足三阳经行叩法，使全身气血运行通畅。

③刺法：使用砭板的尾部刺背俞穴，阿是穴及根据部位辨证取穴。膝关节病变可取犊鼻、梁丘、阳陵泉、膝阳关、肾俞、膈俞、足三里、血海、关元等穴（图3-373～图3-381）。

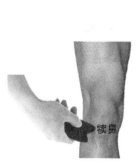
图3-373　点刺犊鼻

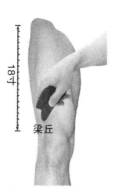
图3-374　点刺梁丘

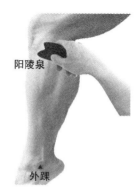
图3-375　点刺阳陵泉

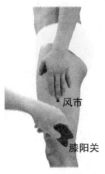

图 3-376　点刺膝阳关

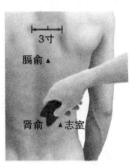

图 3-377　点刺肾俞

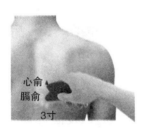

图 3-378　点刺膈俞

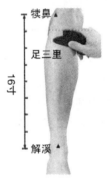

图 3-379　点刺足三里

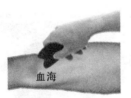

图 3-380　点刺血海

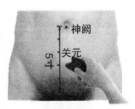

图 3-381　点刺关元

　　④刮法：用砭板刮脊柱及风湿病变相关部位。由于砭石为微晶结构，质地光滑细腻，受术者不感到疼痛，而感到局部温热，非常舒服。施术后皮肤上也不会出现大量血痕。

⑤滚法：用砭棒行脊柱及风湿病变部位的滚法。

（3）方义 《庄子·养生主》："缘督以为经，可以保身，可以全生，可以养亲，可以尽年。"督脉乃阳脉之海，行于脊柱内部，起于小腹，出于会阴，上达项后，进入脑内，上行巅顶，沿前额下行鼻柱。督脉的两旁是足太阳膀胱经，分别距督脉1.5寸和3寸处有两条线路，各有25个穴位和14个穴位，这些穴位与五脏六腑密切相关。因此，督脉与足太阳膀胱经是我们治疗的主要经络。治疗脊柱，可直接改善大脑和全身的气血运行。所以，我们在风湿病的康复中应十分重视督脉的作用，可从督脉入手来进行风湿病的康复。

强直性脊柱炎

强直性脊柱炎属中医学"骨痹""肾痹"等范畴，中医学认为痹证是人体脏腑亏损，营卫气血失调，肌表经络受风、寒、湿、热之邪侵袭，使气血经络为病邪所阻，局部失养，而引起的经脉肌肉关节筋骨的疼痛、麻木、重着、肿胀、屈伸不利，甚至强直畸形，损及脏腑为特征的一类疾病。

【辨证】

（1）肾督阳虚

临床表现：背脊深部冷痛或刺痛，腰尻处疼痛尤著，可上行至颈及胸椎，下涉臂腿酸痛，得湿则痛减，或背脊僵硬、挛痛、活动不利，甚或背柱严重强直、畸形，不能直立、变腰、平视或伴有其他关节疼痛，活动受碍，较常人畏寒，神疲乏力，或纳少便溏，或带下清稀，舌淡紫，苔薄白腻，脉沉细。

证候分析：气血痹阻而致经脉关节拘挛疼痛，遇寒则加重寒湿之邪，侵袭腰背，痹阻经络，寒性收引，湿性凝滞，故背腰拘急疼痛且感觉冷；得温则气血较为流畅，故其痛减；遇寒则血益凝滞，故疼痛加重；风湿寒邪或留于髋股，或下注膝胫，故痛引髋股或膝胫；风寒束表，营卫不和，故见寒热；苔白腻为风湿寒邪侵袭之象。

（2）肾督阴虚，湿热痰滞证

临床表现：背脊部钝痛，腰尻、髋部酸着板滞，甚或掣痛欲裂，脊柱强直、畸形，活动严重障碍，形体消瘦，五心烦热，或有低热，口干，肌肉萎缩，舌红苔薄黄腻，脉细数。

证候分析：肝肾不足，督脉失养，风寒湿邪乘虚而入，邪恋经脉，痰瘀阻闭经脉，损伤筋骨，气血不畅则发生骨痹；或长夏之际，湿热交蒸或寒湿蕴积日久，郁而化热，湿热之邪浸淫经脉，痹阻气血，筋骨失养而致本病；湿热之邪壅滞背、腰、腿部，经脉痹阻，气血郁遏不通，故至疼痛；活动后气机稍有舒展，湿滞得减，故痛或可减轻；湿热内盛，故不畏寒，但恶热；热灼津液，且内有湿邪，故口干不欲饮；舌红苔黄厚腻，脉濡数皆湿热之象。

【砭石疗法】

（1）治则　温肾壮督，散寒通络，活血化瘀。

（2）操作方法

①刮法：用砭具从大椎至长强行督脉刮法；从大杼至白环俞行膀胱经刮法，并在八髎穴、会阴穴行刮法（图3-382，图3-383）。

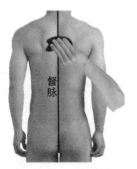

图3-382　刮擦督脉

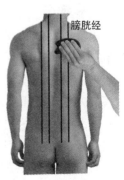

图3-383　刮擦膀胱经

②温法：将加热砭具放在腰骶部做温法。

③点刺法：用砭具点刺大椎、脊中、命门、肾俞、环跳、阳陵泉、委中、承山诸穴（图3-384～图3-391）。

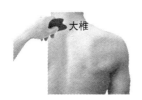

图 3-384　点刺大椎

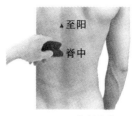

图 3-385　点刺脊中

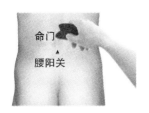

图 3-386　点刺命门

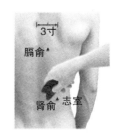

图 3-387　点刺肾俞

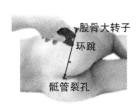

图 3-388　点刺环跳

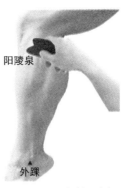

图 3-389　点刺阳陵泉

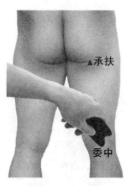

图 3-390 点刺委中

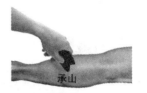

图 3-391 点刺承山

（3）方义 督脉位于脊柱正中，膀胱经循于脊柱两侧，具有补肾强督、通利关节、祛风除湿、活血化瘀的作用。用砭具在腰骶部做温法，具有祛风除湿、通利关节的作用。大椎、脊中、命门、肾俞、环跳、阳陵泉、委中、承山为督脉及膀胱经上穴位，点刺这些穴位能调节两经经气。

褥疮

褥疮是长期卧床不起的患者由于躯体的重压与摩擦而引起的皮肤溃烂，多见于半身不遂、下肢瘫痪、久病重病卧床不起的患者，尤其是伴有消渴患者。其特点是好发于受压和摩擦的部位，如枕骨粗隆、肩背、髂骨、坐骨结节、足跟等处部位的皮肤处。一旦发生褥疮，就会给患者增加不必要的痛苦，有的甚至危及生命。褥疮的临床表现可视为皮肤一系列的活动，颜色深度变化范围由红转白，无组织损失，深度破坏延伸到肌肉、关节囊及骨骼。初起受压的皮肤出现暗红，渐趋暗紫，迅速变成黑色坏死皮肤，痛或不痛。继则坏死皮肤与正常皮肤分界处逐渐液化溃烂，坏死皮肤脱落后，形成较大溃疡面，可深及筋膜、肌层、骨膜。若创面腐烂组织逐渐脱落，出现鲜红色肉芽，创周皮肤生长较快者，褥疮可望愈合。若溃烂蔓延不止，溃疡面日渐扩大，周围肿势继续发展，溃疡面有灰绿色脓水，腥臭稀薄，且伴体弱形瘦者，则褥疮迁延难愈，甚至出现脓毒走窜、内传脏腑之重证，预后较差。

【辨证】

（1）气滞血瘀

临床表现：局部皮肤出现褐色红斑，继而紫暗红肿，或有破损，舌边瘀紫，苔薄，脉弦。

证候分析：久病卧床，气血运行失畅，受压部位气血瘀滞，血脉不通，因而局部皮肤出现褐色红斑，继而紫暗红肿，或有破损；舌边瘀紫、脉弦均为气滞血瘀的表现。

（2）气血虚弱

临床表现：创面腐肉难脱，或腐肉虽脱，新肌色淡，全身衰弱无力，纳差，面色无华，舌质淡，苔白，脉沉细。

证候分析：气血虚弱，难以托毒外出则创面腐肉难脱，或腐肉虽脱，新肌色淡，全身衰弱无力；面色无华、舌质淡、脉沉细均为气血虚弱之象。

【砭石疗法】

（1）治则　气血双补，托疮生肌。

（2）操作方法

①刮擦法：用砭具轻轻刮擦局部及足底涌泉穴部位（图3-392）。

②推、按、揉、拍法：用推、按、揉、拍等手法，按摩肩、背、尾骨及骶骨周围（图3-393，图3-394）。

③温法：最后把加温砭石置放于背部膀胱经部位。

（3）方义　西医学认为砭石具有调整神经功能，改善血液循环，增加

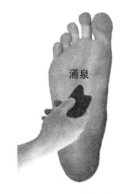

图3-392　刮擦涌泉

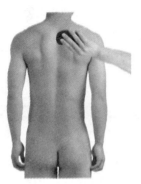

图 3-393　推按揉拍肩、背

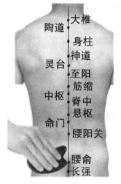

图 3-394　推按揉拍尾骨及髂骨周围

营养供应，提高机体免疫功能的作用。所以，采用砭石疗法治疗已发生的褥疮，可以达到防与治的目的。

银屑病

银屑病是一种常见的反复发作的慢性皮肤病，中医学称之为白疕，又称牛皮癣，因其以患处表面覆盖银白色的鳞屑为主要症状，故名银屑病。多发生于颈部、肘部、膝部、尾骶部等处，皮损为红斑、银白色鳞屑、瘙痒脱屑。其症状除鳞屑外患处出现红斑疹，融合成片，皮肤粗糙，状如苔藓，剧烈瘙痒，多呈对称分布。

【辨证】

（1）血热风燥

临床表现：发病较急，皮肤表面出现红色丘疹，扩散至全身，逐渐融合成片，表面有多层银白色鳞屑，脱屑发痒，搔破有出血点，大便干，小便黄，或有咽痛口渴等症，舌质红，苔薄黄，脉弦滑数。

证候分析：血热则营血失和，络脉充斥，外透皮肤，故发斑疹而色红；血热生风，风盛则燥，故剧痒且脱屑；热邪伤津，故大便干，小便黄；热邪炎上则咽痛口渴；舌质红、苔薄黄、脉弦滑数均为血热风燥之征。

（2）血虚风燥

临床表现：皮疹成淡白色，皮损基底暗褐或暗紫，层层脱屑，瘙痒较重，大便干秘，舌暗淡，脉弦细。

证候分析：营血不足，经脉失疏，肌肤失养，故斑疹色成淡白色；风盛则燥，故层层脱皮，且大便干秘；血虚则舌暗淡，鼓动脉搏无力，至脉弦细。

【砭石疗法】

（1）治则　滋阴润燥，清热解毒。

（2）操作方法

①铲法：将患处消毒，用砭铲由外向内平铲患处，直至铲平局部，一般多有出血，可拔罐放血。

②刮法：用砭石刮患处。

③擦法：用砭石擦患处。

（3）方义　砭石具有远红外线和超声波特性，可以清除邪气、活血化瘀、扩张血管、改善微循环。

老年性皮肤瘙痒症

老年性皮肤瘙痒症是一种较常见的老年性皮肤病，此病的发生可以严重影响中老年人的生活质量和身心健康。常因病因不明，难以治愈，且病情反复，是临床常见而又棘手的皮肤病。

【辨证】

临床常见如下三种证型。

（1）风热血热

临床表现：皮肤瘙痒剧烈，遇热更甚，皮肤抓破后有血痂，伴心烦、口干，小便黄，大便干结，舌淡红，苔薄黄，脉浮数。

证候分析：风热外袭，或血热生风，风盛阻于肌肤，故皮肤瘙痒剧烈，因于热邪，故遇热更甚；血热生风则皮肤抓破后有血痂；热扰心神则心烦；热邪伤津，津不上承而口干，肠道津亏而大便干结；热移小肠，故小便色黄；舌淡红、苔薄黄、脉浮数为风热之象。

（2）湿热蕴结

临床表现：瘙痒不止，抓破后汁水淋漓，伴口干口苦，胸胁闷胀，小便黄赤，大便秘结，舌红，苔黄腻，脉滑数。

证候分析：饮食不节，脾失健运，湿热内生，蕴结于肌肤，化热生风，内不得疏泄，外不得透达，故见皮肤瘙痒不止，汁水淋漓；肝胆实热则口苦、口干，胸胁闷胀，小便黄赤，大便秘结；舌红、苔黄腻、脉滑数为湿热蕴结之象。

（3）血虚风燥

临床表现：皮肤干燥，抓破后血痕累累，伴头晕眼花，失眠多梦，舌红，苔薄，脉细数或弦数。

证候分析：年老气血不足或久病耗伤阴血，皆可致阴血亏虚，生风化燥，肌肤失养，而见皮肤干燥、瘙痒；病程较久，反复搔抓，故抓破后血痕累累；血虚失养则头晕眼花，失眠多梦；舌红、苔薄、脉细数或弦数为血虚风燥之象。

【砭石疗法】

（1）治则　养血益气，疏风散邪。

（2）基本操作及处方

①刮法：用砭板在患者瘙痒部位自上而下施行刮法，至局部皮肤轻微发红为度。

②刮擦法：用砭板刮擦背部，以膀胱经为主。

③点刺法：以砭板尖端点刺肺俞、心俞、膈俞、脾俞、肾俞、三阴交、阴陵泉（图3-395～图3-401）。

（3）方义　用砭板刮瘙痒部位，具有透邪外出的作用。"治风先治血，血行风自灭"，点刺脾俞、膈俞、血海具有养血、活血、祛风的作用。砭石作用于足太阳膀胱经及点按背穴俞，能激发、调节脏腑经络功能，以达到养血活血、通络止痒的目的。

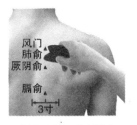

图 3-395　点刺肺俞

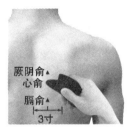

图 3-396　点刺心俞

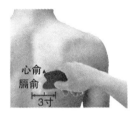

图 3-397　点刺膈俞

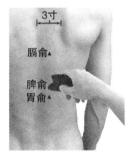

图 3-398　点刺脾俞

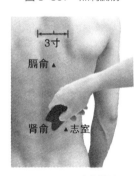

图 3-399　点刺肾俞

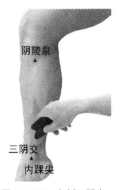

图 3-400　点刺三阴交

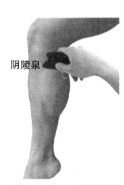

图 3-401　点刺阴陵泉

下肢动脉硬化闭塞症

动脉硬化闭塞症是因动脉粥样硬化而引起的慢性动脉闭塞性疾病，是中老年（45岁以上）全身动脉粥样硬化病变的一部分，主要侵犯腹主动脉下端，髂动脉、股动脉等大、中型动脉。由于动脉粥样硬化斑块、动脉中层变性和继发血栓形成而逐渐产生管腔闭塞，使下肢发生缺血。早期主要患脚怕冷、麻木、间歇性跛行、小腿痛胀和肌肉萎缩，病情进行多较缓慢。如腹主动脉下端或髂动脉发生闭塞时，走路后整个臀部和肢体都有酸胀疼痛与乏力感。患肢疼痛为持续性静息痛，夜间加剧，发冷、麻木，足背动脉搏动减弱或消失，肢体组织营养障碍，趾甲增厚变形，小腿肌肉萎缩。如肢端动脉发生急性血栓闭塞时，患脚突然严重缺血，出现苍白、紫绀、淤黑、冰冷、持续静息痛，夜间更为剧烈，甚至肢端出现坏疽或溃疡感染，严重者出现全身中毒症，往往导致心、脑、肾等血管病变。

【辨证】

（1）寒湿阻络

临床表现：患趾（指）喜暖怕冷，肤色苍白冰凉，麻木疼痛，遇冷痛剧。步履不利，多走则疼痛加剧，小腿酸胀，稍歇则痛缓（间歇性跛行）。苔白腻，脉沉细，趺阳脉减弱或消失。

证候分析：寒湿之邪侵袭肢体，郁阻脉络，加之温养不足，故患趾（指）喜暖怕冷，肤色苍白冰凉、麻木，遇冷痛剧；寒凝血脉，气滞血瘀，脉络瘀阻不通，故疼痛、步履不利，多走则疼痛加剧，小腿酸胀，稍歇则痛缓；苔白腻、脉沉细、趺阳脉减弱或消失均为寒湿阻络之象。

（2）血脉瘀阻

临床表现：患趾（指）酸胀疼痛加重，步履沉重乏力，活动艰难。患趾（指）肤色由苍白转为暗红，下垂时更甚，抬高则见苍白。小腿可有游走性红斑、结节或硬索，疼痛持续加重，彻夜不能入寐。舌暗红或有瘀斑，脉弦或涩，趺阳脉消失。

证候分析：血脉瘀阻，经血不利，故患趾（指）酸胀疼痛加重；气滞血瘀，气血不达四末，故步履沉重乏力，活动艰难；血脉瘀滞不通，瘀血不化，故患趾（指）肤色由苍白转为暗红，下垂时更甚，抬高则见苍白；血瘀筋脉，郁久化热，湿热循经络流注，故小腿可有游走性红斑、结节或硬索；血脉闭塞不通，故疼痛持续加重，彻夜不能入寐；舌暗红或有瘀斑、脉弦或涩、趺阳脉消失均为血脉瘀阻之象。

（3）湿热毒盛

临床表现：患肢剧痛，日轻夜重，喜凉怕热。局部皮肤紫暗、肿胀，渐变紫黑，浸润蔓延，溃破腐烂、气秽，创面肉色不鲜，甚则五趾相传，波及足背，或伴有发热等症。舌红，苔黄腻，脉弦数。

证候分析：寒湿郁阻脉络，故患肢剧痛，日轻夜重；寒湿郁久化热，故喜凉怕热；湿热下注，故局部皮肤紫暗、肿胀；热胜则渐变紫黑，浸润蔓延；热胜肉腐，故溃破腐烂、气秽，创面肉色不鲜，甚则五趾相传，波及足背；湿热内蕴，故伴发热；舌红、苔黄腻、脉弦数均为湿热毒盛之象。

（4）热毒伤阴

临床表现：皮肤干燥，毫毛脱落，趾（指）甲增厚变形，肌肉萎缩，趾（指）多呈干性坏疽。舌红，苔黄，脉弦细数。

证候分析：热毒炽盛，灼津伤阴，故皮肤干燥、毫毛脱落、趾（指）甲增厚变形；筋脉失养，故肌肉萎缩、趾（指）多呈干性坏疽；舌红、苔黄、脉弦细数均为热毒伤阴之象。

（5）气血两虚

临床表现：面容憔悴，萎黄消瘦，神情倦怠。坏死组织脱落后疮面久不愈合，肉芽暗红或淡红而不鲜。舌淡胖，脉细无力。

证候分析：久病体虚，气血两亏，血虚不能容面，故面容憔悴，萎黄消瘦；气虚故神情倦怠；气血亏虚，肢体得不到濡养，故坏死组织脱落后疮面久不愈合，肉芽暗红或淡红而不鲜；舌淡胖、脉细无力均为气血两虚之象。

（1）治则　散寒祛湿，活血化瘀，通络止痛。

（2）操作方法

①温法：将砭具加热后放在患肢局部做温法。

②擦、刮、刺、拍法：选用督脉、膀胱经、胆经、肝经、胃经、脾经、肾经，从脊柱入手，循经与按穴结合，采用擦、刮、刺、拍等手法（图3-402～图3-407）。

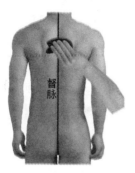

图 3-402　擦刮刺拍督脉

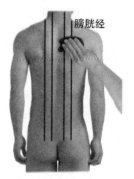

图 3-403　擦刮刺拍膀胱经

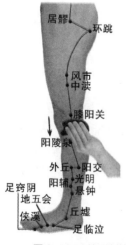

图 3-404　擦刮刺拍胆经

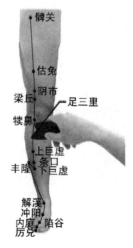

图 3-405　擦刮刺拍胃经

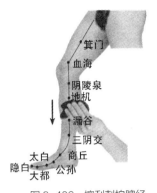

图 3-406 擦刮刺拍脾经

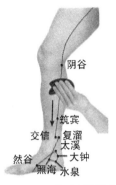

图 3-407 擦刮刺拍肾经

③刺法：用砭具点刺殷门、血海、太冲、阴陵泉等穴（图 3-408～图3-411）。

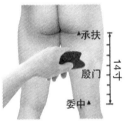

图 3-408　点刺殷门

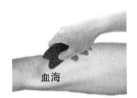

图 3-409　点刺血海

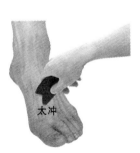

图 3-410　点刺太冲

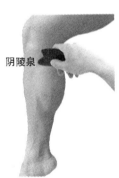

图 3-411　点刺阴陵泉

（3）方义　用砭石温法，能温通气血、散寒除湿、行气止痛。膀胱经、胆经、肝经、胃经、脾经、肾经的循行都经过下肢，督脉总督一身之阳，用砭具刮擦这些经脉能调节下肢经气，行气活血。血海、阴陵泉为脾经穴，能散寒除湿，行气活血。太冲为肝经穴，能理气止痛。解溪、殷门为胃经和膀胱经穴，能调节两经经气。

前列腺增生

前列腺增生又称前列腺肥大，是老年男性常见的疾病之一。临床特点以尿频、夜尿次数增多、排尿困难为主，严重者可发生尿潴留或尿失禁，甚至出现肾功能受损。本病属中医学"癃闭"的范畴。

【辨证】

（1）肺热失宣

临床表现：小便不畅或点滴不通；咽干口燥，胸闷，呼吸不利，咳嗽咯痰；舌红，苔薄黄，脉数。

证候分析：肺热壅盛，失于肃降，不能通调水道，下输膀胱，故小便不畅或点滴不通；肺热上壅，气逆失降，故胸闷、呼吸不利、咳嗽咯痰；热邪伤津，则咽干口燥；舌红、苔薄黄、脉数为里热内郁之象。

（2）湿热下注

临床表现：尿少黄赤，尿频涩痛，点滴不畅，甚至尿闭，小腹胀满；口渴不欲饮，发热，或大便秘结；舌红，苔黄腻，脉滑数。

证候分析：湿热下注，壅积膀胱，气化不利，故尿少黄赤、尿频涩痛、点滴不畅、甚或尿闭；尿液蓄积膀胱，气机不畅，故小腹胀满；湿热内盛，津液不布，故口渴不欲饮；湿热郁蒸则发热；湿热结聚下焦，阻滞气机，或热胜伤津，故大便秘结；舌红、苔黄腻、脉滑数为湿热。

（3）中气下陷

临床表现：小腹坠胀，小便欲解不爽，尿失禁或夜尿遗尿，精神倦怠，少气懒言，舌淡，苔薄白，脉细弱。

证候分析：中气不足，清气不升而浊阴不降，故小便欲解不爽；中气下陷，升提无权，则小腹坠胀；脾虚气少，膀胱气化失常，可见尿失禁或夜间遗尿；脾气虚弱，运化无力，气血生化乏源，故精神倦怠、少气懒言；舌淡、苔薄白、脉细弱为气虚之象。

（4）肾阴亏虚

临床表现：小便频数不爽，淋漓不尽，头晕目眩，腰酸膝软，失眠多梦，咽干，舌红，苔薄，脉细数。

证候分析：肾阴亏虚，无阴则阳无以化，故小便频数不爽、淋漓不尽；肾阴亏虚，清空、肾府失养，故头晕目眩、腰酸膝软；肾阴亏虚，心火偏亢，心肾不交，故失眠多梦；阴虚生内热，故咽干；舌红、苔少、脉细数为阴虚火旺之象。

（5）肾阳虚损

临床表现：排尿无力，失禁或遗尿，点滴不尽，面色白，神倦畏寒，腰膝酸软无力，四肢不温，舌淡，苔白，脉沉细。

证候分析：肾阳虚损，命门火衰，膀胱气化不及而传送无力，故排尿无力，点滴不尽；关门不固则尿失禁或遗尿；肾气虚亏，故面色白、神倦；真阳不足，腰失温养，故腰膝酸软无力；阳虚则外寒，四肢失去温煦，故畏寒、四肢不温；舌淡、苔白、脉沉细为肾阳虚损之象。

（6）气滞血瘀

临床表现：小便努责方出或点滴全无，会阴、小腹胀痛，偶有血尿或血精，舌紫黯或有瘀斑，脉沉涩。

证候分析：气机郁滞，肝气失于疏泄，气机不利；血瘀败精阻塞于内，或瘀结成块，阻塞于膀胱尿道之间，故小便努责方出或点滴全无；膀胱气化不利，水蓄膀胱；气滞血瘀日久，不通则痛，故见会阴、小腹胀痛；血瘀日久则络破血溢，而偶见血尿或血精；舌紫黯或有瘀斑、脉沉涩为气滞血瘀之象。

（1）治则　温肾益气，活血利尿。

（2）操作方法

①温法：以砭板加热放在腹部神阙处及后腰命门部做温法。

②刮法：用砭具刮膀胱经、肾经、肝经、任脉，主要是三焦俞、肾俞、关元、中极以砭板烫热而点摩烫刮（图3-412～图3-416）。

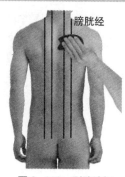

图3-412　刮膀胱经

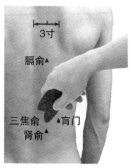

图3-413　刮三焦俞

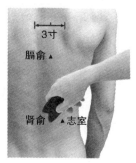

图3-414　刮肾俞

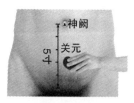

图3-415　刮关元

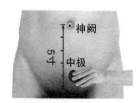

图3-416　刮中极

③摩法：用砭具在大赫、尺泽、曲泉、足三里、阴陵泉、三阴交处做摩法（图3-417～图3-422）。

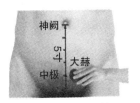

图 3-417 摩大赫

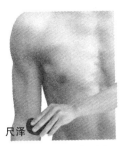

图 3-418 摩尺泽

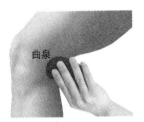

图 3-419 摩曲泉

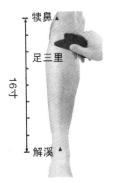

图 3-420 摩足三里

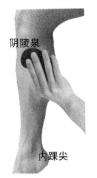

图 3-421 摩阴陵泉

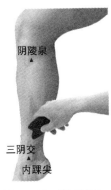

图 3-422 摩三阴交

④点刺法：用砭具在足部反射区肾上腺、肾、输血管、膀胱、脑下垂体、生殖腺、脊椎、前列腺、尿道，做中等强度刺激。

（3）方义　神阙、命门分别为任督二脉上的穴位，且位于前列腺附近，在此二穴处做温法，能温补阳气。肾经、肝经、任脉都经过阴部，刮肾经、肝经、任脉能通行局部经气。在大赫、三阴交处做摩法可补肾气。点刺足部反射区肾上腺、肾、输血管、膀胱、脑下垂体、生殖腺、脊椎、前列腺、尿道，可行气化瘀。

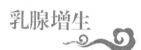

乳腺增生

　　乳腺增生是乳腺组织导管和乳小叶在结构上的退行性病变及进行性结缔组织的生长，是由内分泌激素失调所致。乳腺病是一种现代都市病，城市女性乳腺病高发的因素是普遍的晚婚晚育、较少的生育次数、较短的哺乳时间，以及快速紊乱的都市生活，这些均可导致内分泌的紊乱，诱发乳腺增生病。而乳腺增生最常见的临床表现就是乳房疼痛，疼痛为患者生活和工作带来诸多不便，影响心情，心情进一步反作用于乳腺，加重乳房疼痛。

【辨证】

（1）肝郁痰凝
　　临床表现：多见于青壮年妇女，乳房肿块随喜怒消长，伴胸闷胁胀，善郁易怒，失眠多梦，心烦口苦，苔薄黄，脉弦滑。
　　证候分析：情志不遂，或受到情志刺激，肝气郁结，气滞痰凝而致乳房结块，肝气郁滞，不通则痛，故胸胁胀痛；肝郁化热，热扰心神，则失眠多梦、心烦口苦；苔薄黄、脉弦滑亦为肝郁化热之象。
　　（2）冲任失调
　　临床表现：多见于中年妇女，乳房肿块月经前加重，经后缓解，伴腰酸乏力，神疲倦怠，月经失调，量少色淡，或闭经，舌淡，苔白，脉沉细。

证候分析：经前冲任气血旺盛，气郁更盛，故经前加重；经后经血排空，故经后缓解；冲任气血虚弱则腰酸乏力，神疲倦怠，月经失调，量少色淡，或闭经；舌淡、苔白、脉沉细亦为气血虚弱之象。

【砭石疗法】

（1）治则　通经活络，行气止痛。

（2）操作方法

①体前侧的操作如下。

温法：将砭块加热，放在病变处做温法。

点揉法：用砭具点揉膺窗、乳根穴，并由上至下点揉任脉穴，力量由轻至重，以患者能耐受为度（图3-423~图3-425）。

刮法：用砭板由外向内辐辏状刮乳房，以患者能耐受、皮肤微发红发热为度。并沿腋中线、腋前线从上至下刮，沿肋由内而外刮，以皮肤微发红发热为度。同时用砭板由上至下刮任脉，以皮肤微发红发热为度（图3-426）。

②体背侧的操作如下：俯卧，疏通督脉、膀胱经气血。

刮法：用砭板循督脉、膀胱经从上至下做刮法（图3-427）。

点揉法：用砭具点揉督脉、膀胱经穴（图3-428）。

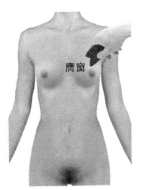

图3-423　点揉膺窗

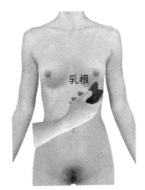

图3-424　点揉乳根

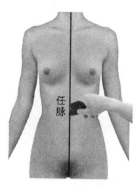

图 3-425　点揉任脉

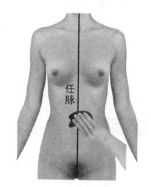

图 3-426　刮任脉

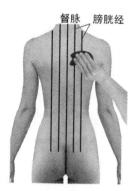

图 3-427　刮督脉、膀胱经

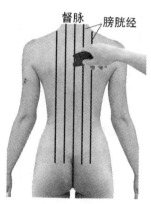

图 3-428　点揉督脉、膀胱经

（3）方义　温法能通行局部气血。膺窗、乳根为胃经穴，胃经经过乳房，且膺窗、乳根位于乳房附近，刺激两穴能调节局部气血，行气止痛。用砭板由外向内辐辏状刮乳房，并沿腋中线、腋前线从上至下，沿胁由内而外做刮法，同时由上至下刮任脉，能通行经气、活血止痛。

急性乳腺炎

急性乳腺炎在中医学称为"乳痈"，多因乳头破损，邪毒外袭，或乳汁淤积，乳络阻滞，郁久化热而成，是以乳房部结块肿胀疼痛、溃后出脓稠厚为特征的乳房疾病。发于妊娠期者称内吹乳痈，发于哺乳期者称为外吹乳痈。常见于哺乳期妇女，尤以初产妇为多见，好发于产后3~4周。男子和婴儿亦可发生，但较少见。初期治疗及时、适当，一般多能消散痊愈；重者有传囊之变。若处理不当，可形成瘘管。

【辨证】

（1）气滞热壅

临床表现：乳汁淤积结块，皮色不变或微红，肿胀疼痛，伴有恶寒发热、头痛、周身酸楚、口渴、便秘，苔黄，脉数。

证候分析：情志不畅，肝气郁结，或乳头破损后外邪袭入，或胎气旺盛，乳汁瘀阻于阳明、厥阴经脉，则聚而成块，且肿胀、疼痛；初病尚未化热或郁热不甚，则皮色不变或微红；外邪侵袭，正邪交争，则恶寒发热、头痛而周身酸楚；阳明热盛伤津，则见口渴而便秘；苔黄、脉数为邪热壅盛之象。

（2）热毒炽盛

临床表现：壮热，乳房肿痛，皮肤焮红灼热，肿块变软，有应指感，或切开排脓后引流不畅，红肿热痛不消，舌红，苔黄腻，脉洪数。

证候分析：胃热肝郁日久，未得及时治疗，久瘀则热毒炽盛，热盛则肉腐成脓，故见乳房肿痛、皮肤焮红灼热、肿块变软、有应指感；切开时机不当，排脓引流不畅，肿痛不减，此时多为脓毒传入其他乳络；舌红、苔黄腻、脉洪数为热毒炽盛之象。

（3）正虚毒恋

临床表现：溃脓后乳房胀痛虽轻，但疮口脓水不断，脓汁清稀，愈合缓慢或形成乳漏，伴全身乏力、面色少华，或低热不退、饮食减少，舌淡，苔薄，脉弱无力。

证候分析：乳痈日久，局部溃烂，脓水淋漓，溃脓后因经络阻滞压力减少，故乳房肿痛减轻；但因正气虚衰，气血亏耗，余毒未尽，难以祛腐生肌，故疮口愈合缓慢，甚可形成乳漏；久病气血两虚，失于濡养，则全身乏力、面色少华；余毒未尽，则低热不退；脾胃虚弱，则饮食量少；舌淡、苔薄、脉弱无力为正气虚弱之象。

【砭石疗法】

（1）治则　清热解毒，通乳透脓。

（2）操作方法

①刮法：用砭具刮颈后及肩、背上部，并在乳房周围沿肝经、脾经、胃经、肾经做刮法（图3-429）。

②点刺：用砭具点刺乳根、膻中、期门、中脘（图3-430）。

③揉按法：用砭具揉按肩井、天宗、曲池、足三里、行间等穴（图3-431~图3-434）。

（3）方义　肝经、脾经、胃经、肾经都经过乳房，刮肝经、脾经、胃经、肾经能泻热解郁，通络止痛。膻中为任脉穴，心包募穴，能宽胸理气。乳根为胃经穴，且位于乳房根部，取乳根穴能调

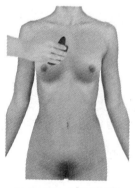

图3-429　刮乳房周围

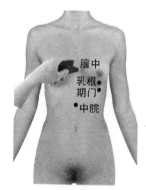

图3-430　点刺乳根、膻中、期门、中脘

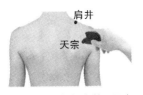

图 3-431　按揉肩井、天宗

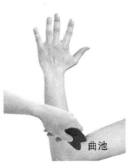

图 3-432　按揉曲池

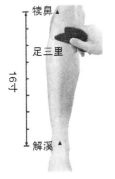

图 3-433　按揉足三里

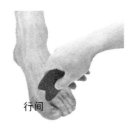

图 3-434　按揉行间

节局部经气。期门为肝经募穴，能疏肝理气。中脘为胃经募穴，能调节胃经经气。肩井为治乳病经验穴。行间为胆经荥穴，能清肝胆之热。天宗正对乳房，能行气止痛。曲池为大肠合穴，具有清热作用。足三里为胃经合穴及下合穴，能通行胃气。

痛经

　　痛经是指妇女正值经期或行经前后，出现周期性小腹疼痛，或痛引腰骶，甚则剧痛晕厥者，是妇科门诊最常见的病症之一，尤以青年妇女为多见。分为原发性和继发性，原发性痛经系指生殖器官无器质性病变的痛经。原发性痛经多发生于未婚、未孕年轻妇女，下腹疼痛月经来前数小时发生，再行经第一天达到高峰，可持续数小时或1~2天。常表现为下腹胀痛或刺痛，伴面色发白、头痛、头晕、恶心呕吐、手脚发凉等。

【辨证】

（1）气滞血瘀

临床表现：经前或经行少腹胀痛或阵痛，血色紫暗有血块，块下痛减，胸胁乳房作胀，伴胸胁、乳房胀痛，经色紫黯或有血块，舌质紫暗，脉涩。

证候分析：肝司血海，又主疏泄，肝气条达，则血海通调；因情志拂郁，肝失调达，加之经前、经期气实血盛，而致冲任气血不利，胞脉瘀阻，经血排出受阻，不通则痛，故经前或经期小腹胀痛，行经量少；经血瘀滞，故血色紫暗有血块；血块排出，瘀滞减轻，气血暂通，故块下痛减；肝气郁结，故胸胁乳房作胀；舌质紫暗、脉涩为气滞血瘀之象。

（2）寒湿凝滞

临床表现：经前或经行少腹冷痛，牵及腰脊酸楚，喜按，得温痛减，月经延后，月经量少色淡、夹有血块，有经期涉水、淋雨等诱因，苔白腻，脉沉迟。

证候分析：寒湿之邪重浊凝滞，经前冲任气血壅盛，寒湿客于冲任、子宫，与经血相搏结，使经血运行不畅，故月经延后、量少不畅、经前或经行小腹冷痛；得热则凝滞稍减，故得温痛减；苔白腻、脉沉迟均为寒湿内阻、气血瘀滞之征。

（3）气血虚弱

临床表现：经行至经净后小腹绵绵作痛，隐痛喜按，且有下坠感，经水色淡质清，伴面色苍白、神疲倦怠、声低气短、腰痛酸软。面色苍白无华，心悸失眠，苔薄白脉细弱。

证候分析：气血不足，冲任亦虚，经行之后，血随经去，血海空虚，血虚失于濡养，气虚血行迟滞，故经期或经后小腹疼痛，隐痛喜按；气虚阳气不充，血虚精血不荣，故月经量少色淡、面色苍白无华；气血虚弱，脾阳不振，心失所养，故神疲倦怠、心悸失眠；苔薄白、脉细弱为气血两虚之象。

【砭石疗法】

（1）治则　温经散寒，行气止痛。

（2）操作方法

①温法：经前2~3天起，将砭具加热后放在小腹部做温法。

②擦法：用擦法刺激关元及子宫穴（图3-435）。

③点刺法：经前2~3天起，用砭锥点刺三阴交、合谷、十七椎等穴（图3-436~图3-438）。

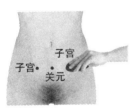

图 3-435　擦关元、子宫

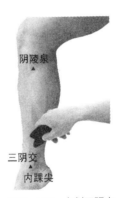

图 3-436　点刺三阴交

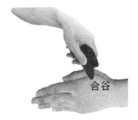

图 3-437　点刺合谷

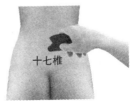

图 3-438　点刺十七椎

④旋法：用旋法刺激足三里、合谷（图3-439，图3-440）。

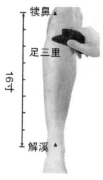

图 3-439　旋足三里

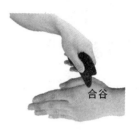

图 3-440　旋合谷

（3）方义　关元、子宫、十七椎为近部取穴，调节局部经气。合谷以行气止痛。三阴交为肝、脾、肾三阴经交会穴，调节三阴经气。

人工流产术后调复

人工流产术是非意愿妊娠女性终止早孕的最常用方法。患者术后往往出现各种临床症状，如产后恶露不尽、手足冰冷、腰酸腹痛、乏力疲劳、困倦、易感冒、记忆力减退、反应迟钝、注意力不集中、精神不振、失眠多梦、头昏、头痛、抑郁寡欢或急躁易怒、情绪低落及烦躁焦虑等，以术后当月尤其明显。继之发生的则是月经失调、不孕症、盆腔炎等远期并发症。

【辨证】

临床表现：胎殒之后，尚有部分残留宫腔内，腰酸腹痛，阴道出血不止，恶露不尽，手足冰冷，精神不振，体倦乏力，急躁易怒，舌淡红，苔薄白，脉沉细无力。

证候分析：胎殒已堕，堕而不全，瘀阻胞宫，新血不得归经，故阴道流血持续不止，甚至大量出血；胎堕不全，留而为瘀，不通则痛，块物排出，腹痛稍减，故腹痛阵作；因胎瘀阻，或残留物滞留胞宫，排瘀受阻，舌淡红，苔薄白，脉沉细无力，则为气虚血瘀之征。

【砭石疗法】

（1）治则　温补冲任，活血祛瘀。

（2）操作方法

①推法：自骶椎至颈部由下向上温推，速度由慢到快，以患背部有温热感为度（图3-441）。

②刮法：用砭具沿督脉、足太阳膀胱经行刮法（图3-442）。

③按法：按压双侧八髎穴、肾俞、命门（图3-443）。

④拍法：拍打八髎穴，以局部皮肤变红、透热为度（图3-444）。

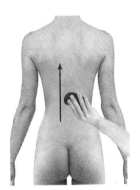

图3-441　推骶骨至颈部

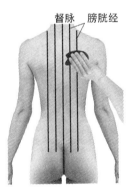

图3-442　刮督脉、膀胱经

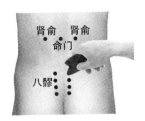

图3-443　按双侧八髎穴、肾俞、命门

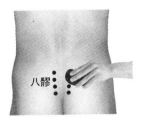

图3-444　拍八髎穴

⑤温法：砭石板温熨气海、关元、中极、子宫穴，砭石热度为45℃。

（3）方义　通过砭石的磁场、远红外、超声波及热效应帮助子宫收缩，促进瘀血的排出。"督脉主一身之阳"，足太阳膀胱经为背俞穴分布之所，为脏腑经气之输注，术前及术后背部经络刮痧可起到激发经络之气、通调气血的作用。而温推督脉则可助阳气、祛阴邪。八髎穴可理下焦、健腰膝，肾俞、命门可直接补肾益精，术后按压、拍打八髎穴，可温通下焦气血，培补肾中元阴元阳，减轻人工流产术对"肾主生殖"功能的损害。

慢性盆腔疼痛

慢性盆腔疼痛是由各种功能性或（和）器质性原因引起的以骨盆及其周围组织疼痛为主要症状，时间超过6个月的一组疾病或综合征。有妇科腹部手术史的患者出现慢性盆腔疼痛的比例相当高。临床表现为腰骶疼痛、下腹疼、月经失调、阴道分泌物增多等。

【辨证】

临床上常见有如下四种证候。

（1）湿热郁结

临床表现：下腹疼痛，带下量多，黄白夹杂，小便黄赤，舌红苔黄腻，脉滑数。

证候分析：湿热之邪郁结于下焦，与气血相搏，气血运行失常，故见下腹疼痛；湿热留于任带二脉，致任带失约，见带下量多、黄白夹杂；湿热下注膀胱，故小便黄赤；舌红苔黄腻、脉滑数亦为湿热郁结之征。

（2）寒湿凝滞

临床表现：小腹冷痛，得热痛减，带下清稀量多，苔白腻，脉沉迟。

证候分析：寒湿留滞于子宫胞脉，气血运行不畅，故小腹冷痛，得热痛减；损伤任带二脉，则致带下清稀量多；苔白腻、脉沉迟亦为寒湿凝滞之征。

（3）瘀血内阻

临床表现：少腹疼痛，固定不移，痛引腰骶，经行腹痛加重，带下赤白相兼，面色晦暗，舌暗红有瘀点，脉沉涩。

证候分析：素有湿热郁结，气血运行失畅，瘀血结于子宫胞脉，则少腹疼痛，固定不移；经期后瘀滞加重，故经行腹痛加重；病久伤及任带二脉，故带下赤白相兼；伤及肝肾，则痛引腰骶；面色晦暗、舌暗红有瘀点、脉沉涩亦为瘀血内阻之征。

（4）正虚邪恋

临床表现：小腹坠胀，劳累及经期加重，带下清稀量多，头晕目眩，心慌气短，神疲倦怠，舌淡苔白，脉细弱。

证候分析：正气虚弱，邪气未除，瘀浊阻滞冲任、胞络，气血运行不畅，故小腹坠胀，劳累及经期加重；脾虚湿浊内盛，故带下清稀量多；正气虚弱，不能濡养全身各脏腑，可出现头晕目眩、心慌气短、神疲倦怠等虚弱现象；舌淡苔白、脉细弱亦为正气虚弱之象。

【砭石疗法】

（1）治则　行气活血，清热解毒。

（2）操作方法

①实证治疗方法如下。

温法：患者平卧于砭毯上，砭毯下放置电热毯以低温加热。目的在于温通气血。

刮法：用砭具在督脉及足太阳膀胱经背部循行部位，向心刮拭，刮拭时用力要均匀，刮至出痧（图3-445）。

方义："督脉主一身之阳"，足太阳膀胱经为背俞穴分布之所，为脏腑经气输注之处。本手法助阳气、祛阴邪、疏调脏腑经络气血。

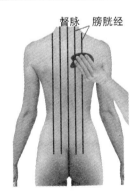

图3-445　刮督脉、膀胱经

②虚证治疗方法如下。

温法：患者平卧于砭毯上，砭毯下放置电热毯以低温加热。

推法：患者左侧卧位，以砭具自骶椎至颈部由下向上推（图3-446）。

拍法：用砭具拍打八髎穴，以局部皮肤变红、热为度（图3-447）。

按压法：按压八髎穴、肾俞穴、命门穴，以酸胀感为度（图3-448）。

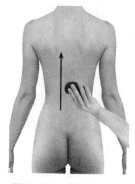

图 3-446　推骶骨至颈部

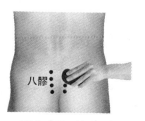

图 3-447　拍八髎穴

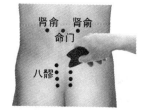

图 3-448　按双侧八髎穴、肾俞、命门

方义：因督脉为"阳脉之海"，温推督脉以鼓舞一身之阳气，八髎穴理下焦、健腰膝，肾俞、命门穴可直接补肾益精，本手法可温通下焦气血，培补肾中元阴元阳。

更年期综合征

更年期综合征是指妇女在绝经前后出现的经行紊乱、头晕耳鸣、潮热汗出、烦躁易怒、心悸失眠、情绪异常等为主要表现的一组症候群。患者在绝经前后出现月经紊乱、情绪异常、烘热汗出、眩晕耳鸣、失眠健忘、烦躁易怒等症状。

【辨证】

临床常见如下两种证型。

（1）肾阴亏损

临床表现：头面烘热，面色潮红，头晕耳鸣，心悸不安，心烦失眠，五心烦热，口干少津，舌红少苔，脉弦细。

证候分析：肾阴虚不能上荣于头面脑髓，故头晕耳鸣；阴不维阳，虚阳上越，故头面烘热、面色潮红；阴虚内热，故五心烦热、口干少津；肾水不能上济心火，心火独亢，热扰心神，故心悸不安、心烦失眠；舌红少苔、脉弦细均为阴虚之象。

（2）脾肾两虚

临床表现：腰部冷痛，四肢不温，头晕目眩，神疲倦怠，形体肥胖，胸脘满闷，纳呆便溏，舌苔薄白或白腻，脉沉迟。

证候分析：肾阳虚惫，命门火衰，阳气不能外达四末，经脉失于温煦，故腰部冷痛、四肢不温、头晕目眩、神疲倦怠；肾阳既虚，则不能温煦脾阳，脾失健运，故形体肥胖、胸脘满闷；舌苔薄白或白腻、脉沉迟均为脾肾阳虚之象。

【砭石疗法】

（1）治则　滋养肝肾，调和阴阳。

（2）操作方法

①温法：用加热砭在腰骶、小腹部做温法。

②刮法：用砭具刮肩背至腰骶部（图3-449）。

③刺法：用砭具在心俞、肝俞、脾俞、肾俞、命门点刺（图3-450）。

④按法：用砭具在神门、内关、三阴交、太溪、太冲穴处按揉（图3-451～图3-455）。

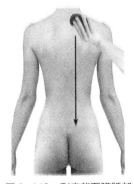

图3-449　刮肩背至腰骶部

（3）方义　肾俞、命门穴可直接补肾益精，本手法可温通下焦气血，培补肾中元阴元阳。心俞养心安神，肝俞为肝经背俞穴，滋养肝体，太冲疏肝解郁，太溪为肾经原穴，补肾养肝，滋水涵木。三阴交为肝、脾、肾三经交会穴，有滋养阴经的作用。

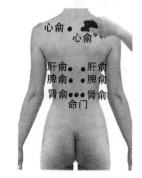

图 3-450　点刺心俞、肝俞、脾俞、肾俞、命门

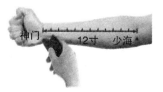

图 3-451　按神门

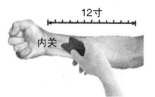

图 3-452　按内关

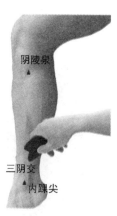

图 3-453　按三阴交

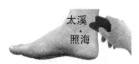

图 3-454　按太溪

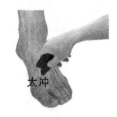

图 3-455　按太冲

肥胖症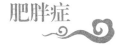

肥胖症是由于机体生化、生理改变而致热量摄入过多，体内脂肪组织过量蓄积的疾病。肥胖可见于任何年龄，以40~50岁中年人多见，特别是妇女。可伴有食欲亢进、疲乏无力、气短多汗、嗜睡等。

【辨证】

临床常分为以下四种证型。

（1）胃热滞脾

临床表现：多食，消谷善饥，形体肥胖，脘腹胀满，面色红润，心烦头昏，口干，口苦，胃脘灼痛，嘈杂，得食则缓，舌红苔黄腻，脉弦滑。

证候分析：胃热脾实，精微不化，膏脂淤积，故多食、消谷善饥、形体肥胖、脘腹胀满；胃热则口干、口苦、胃脘灼痛、嘈杂；舌红苔黄腻、脉弦滑为胃热脾实之象。

（2）痰湿内盛

临床表现：形体肥胖，身体重着，肢体困倦，胸膈痞满，痰涎壅盛，头晕目眩，口干而不欲饮，嗜食肥甘醇酒，神疲嗜卧，苔白腻或白滑，脉滑。

证候分析：痰湿内盛，困遏脾运，阻滞气机，故形体肥胖、身体重着、肢体困倦；痰湿内盛，聚肺为痰，上蒙轻窍，故痰涎壅盛、头晕目眩；痰湿内盛，阻滞气机，气不布津，故口干而不欲饮；苔白腻或白滑、脉滑为痰湿内盛之征。

（3）脾虚不运

临床表现：肥胖臃肿，神疲乏力，身体困重，胸闷脘胀，四肢轻度浮肿，晨轻暮重，劳累后明显，饮食如常或偏少，既往多有暴饮暴食史，小便不利，便溏或便秘，舌淡胖，边有齿痕，苔薄白或白腻，脉濡细。

证候分析：脾胃虚弱，运化无权，水湿内停，故肥胖臃肿、神疲乏力、身体困重、胸闷脘胀、四肢轻度浮肿、晨轻暮重、劳累后明显；暴饮暴食损伤脾胃，导致脾胃虚弱，脾失健运，小便不利，便溏或便秘；舌淡胖、边有齿痕、苔薄白或白腻、脉濡细均为脾胃虚弱、水湿内停之象。

（4）脾肾阳虚

临床表现：形体肥胖，颜面虚浮，神疲嗜卧，气短乏力，腹胀便溏，自汗，气喘，动则更甚，畏寒肢冷，下肢浮肿，尿昼少夜频，舌淡胖，苔薄白，脉沉细。

证候分析：脾肾阳虚，气化不行，水饮内停，故形体肥胖，颜面虚浮，神疲嗜卧，气短乏力，腹胀便溏；脾气虚，则自汗；肾虚，纳气不足，故气喘、动则更甚；脾肾阳虚，失其温煦，故畏寒肢冷；阳虚气不化水，故下肢浮肿、尿昼少夜频；舌淡胖、苔薄白、脉沉细均为脾肾阳虚之征。

【砭石疗法】

（1）治则　清胃泻热，健脾化湿。

（2）操作方法

①凉法：将砭石用凉水浸泡后放在腹部做凉法15分钟。

②刺法：用砭具尖端点刺丰隆、公孙、足三里、阴陵泉健脾除湿（图3-456~图3-459）。

③摩法：用砭石顺时针方向摩腹。

④刮法：用砭具刮背部、腰部。

（3）方义　丰隆为化痰要穴。公孙为八脉交会穴，和胃化湿。足三里为胃经合穴。阴陵泉为脾经合穴，合治内府，健运脾胃，化痰除湿。

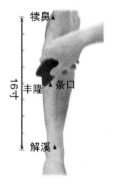

图 3-456　点刺丰隆

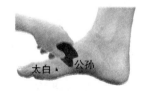

图 3-457　点刺公孙

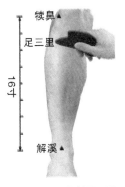
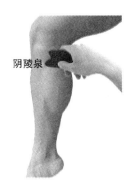

图 3-458　点刺足三里　　　　　图 3-459　点刺阴陵泉

产后缺乳

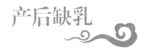

　　产后哺乳期内，产妇乳汁甚少或无乳汁可下者，称"产后缺乳"。本病在中医学中属于"缺乳""乳汁不行"等范畴。

【辨证】

　　（1）气血虚弱

　　临床表现：产后乳汁少或无，乳房柔软、无胀痛感，纳呆食少，神疲气短，心悸失眠，舌淡苔薄，脉虚细。

　　证候分析：气血虚弱，乳汁化源不足，故产后乳汁少或无；乳腺空虚，乳汁不充，故乳房柔软、无胀痛感；阳气不振，脾失健运，故纳呆食少，神疲气短；气血虚弱，心失所养，故心悸失眠；舌淡苔薄、脉虚细均为气血虚弱之征。

　　（2）肝郁气滞

　　临床表现：产后乳汁不行，乳房胀痛，胸胁胀满，情志抑郁，舌红苔薄黄，脉弦细。

　　证候分析：情志郁结，肝气不舒，气机不畅，乳络受阻，故产后乳汁不行；乳汁壅滞，运行受阻，故乳房胀痛；肝脉布胁肋，肝气郁滞，失于条达，则胸胁胀满、情志抑郁；舌红苔薄黄、脉弦细乃肝郁气滞之征。

（3）痰浊阻滞

临床表现：乳汁甚少或无乳可下，乳房硕大或下垂不胀满，乳汁不稠；形体肥胖，胸闷痰多，纳少便溏，或食多乳少；舌淡胖，苔腻，脉沉细。

证候分析：素体脾虚，或肥甘厚味伤脾，脾失健运而生痰浊，痰阻乳络，而致乳汁甚少或全无；胸闷纳少、苔腻均为痰浊阻滞之象。

【砭石疗法】

（1）治则　调理气血，通经下乳。

（2）操作方法

①刮法：用砭具刮擦后背部及前胸乳周部。

②点刺法：用砭具点刺少泽、膻中、乳根、天宗、脾俞、胃俞、足三里、太冲等穴（图3-460~图3-465）。

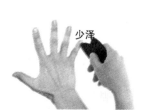

图3-460　点刺少泽

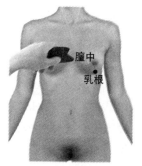

图3-461　点刺膻中、乳根

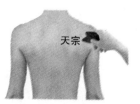

图3-462　点刺天宗

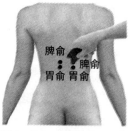

图3-463　点刺脾俞、胃俞

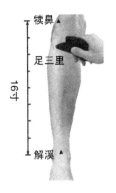

图 3-464　点刺足三里

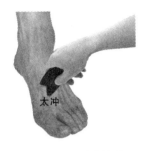

图 3-465　点刺太冲

③按揉法：用砭具按揉乳房周围及背部（图3-466，图3-467）。

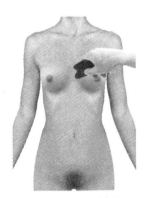

图 3-466　按揉乳房周围

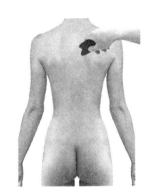

图 3-467　按揉背部

（3）方义　用砭具刮擦后背部及前胸部以宣通乳房局部经气。少泽为手太阳小肠经之井穴，"小肠主液"，故乳汁不畅，可取小肠经穴。膻中为任脉穴，为气会，取膻中能调气以活血，益气以通脉，从而疏通乳络，治疗缺乳。脾胃为后天之本，气血生化之源，脾俞、胃俞为脾胃的背俞穴，足三里为胃之下合穴，故取脾俞、胃俞、足三里以补脾胃，而滋气血生化之源。乳根为胃经穴，足阳明胃经过乳中线，且乳根又为局部穴，取乳根能宽胸理气、通络催乳。太冲为肝经原穴，肝经经过胸胁，去太冲能调气血。天宗为小肠经穴，且天宗正对乳房，取天宗能疏通乳络。

小儿营养不良

小儿营养不良是摄入的饮食不足，或饮食不能被充分消化吸收，导致小儿身体发育受到影响的疾病。主要是由于喂养不当或某些疾病（如婴幼儿腹泻、先天幽门狭窄、腭裂、急慢性传染病、寄生虫病等）所引起。临床上初期有不思饮食、恶心呕吐、腹胀或腹泻，继而可见烦躁哭闹、睡眠不实、喜欢俯卧、手足心热、口渴喜饮、午后颜面两颧发红、大便时干时稀、小便如淘米水样，日久则面色苍黄、形体消瘦、体重不增、纳食不香、大便溏泄、四肢不温、头发稀少结如穗状、头大颈细、腹大肚脐突出、精神萎靡不振等。

【辨证】

临床表现：形体消瘦明显，肚腹膨胀明显，甚者青筋暴露，面色萎黄无华，毛发稀疏如穗，精神不振，或易烦躁激动，睡眠不宁，或伴动作异常，食欲不振，或多食多便，舌淡，苔薄腻，脉细数。

证候分析：本证多由疳气发展而形成，为疳证较重者。积滞内停，壅滞气机，阻滞肠胃，或夹有虫积，导致脾胃虚损，虚实夹杂。病久脾胃运化功能丧失，气血化生乏源，故毛发稀疏如穗，形体消瘦明显，面色萎黄无华；气血不足，阴液失养，心肝之火内扰，故烦躁激动，睡眠不宁；气机壅塞，络脉瘀阻，故肚腹膨胀，青筋暴露。

【砭石疗法】

（1）治则　消积化滞，健脾和胃。

（2）操作方法

①用加热砭具在以肚脐为中心的腹部做温法。

②摩法：用砭具绕脐做顺时针方向摩腹（图3-468）。

③点揉法：用砭具点揉中脘、足三里、脾俞、胃俞（图3-469～图3-472）。

④刮法：用砭具刮督脉、膀胱经。

（3）方义　脾俞、胃俞为脾、胃之背俞穴，为精气输注结聚之所在，用点揉法有补脾胃之功效，中脘为腑会、足三里为胃经合穴，能调理人体

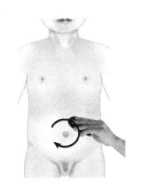

图 3-468　摩法绕脐顺时针

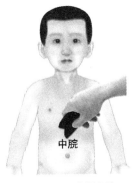

图 3-469　点揉中脘

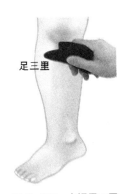

图 3-470　点揉足三里

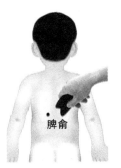

图 3-471　点揉脾俞

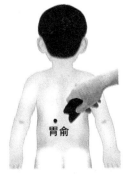

图 3-472　点揉胃俞

正气培补脾胃。顺时针方向摩腹有健脾和胃的作用。在腹部做温法能振奋脾胃之阳气。

小儿遗尿

小儿遗尿又称尿床，是指年满5周岁以上的小儿，睡眠中小便不能自行控制，小便自遗，醒后方知的一种病症。本病在中医学中属"遗尿病"范畴。

【辨证】

临床上分如下三型。

（1）下元虚寒

临床表现：睡中遗尿，神疲肢冷，腰膝冷痛，小便清长，舌淡，脉沉迟无力。

证候分析：肾气不固，膀胱虚冷，制约失司，故睡中遗尿；肾阳不足，命门火衰，故神疲肢冷；腰为肾之府，主骨生髓，肾虚故腰膝冷痛；下元虚寒，故小便清长；舌淡、脉沉迟无力，属虚寒之象。

（2）脾肺气虚

临床表现：睡中遗尿，白天尿频量少，疲劳后遗尿加重，神疲肢倦，舌淡苔白，脉细弱。

证候分析：脾肺气虚，中气下陷，膀胱失约，故睡中遗尿，白天尿频量少，疲劳后遗尿加重；脾肺气虚，输化无权，气血不足，故神疲肢倦；舌淡苔白、脉细弱皆属肺脾气虚之象。

（3）肝经湿热

临床表现：夜间遗尿，小便黄少，性情急躁，或夜间咬牙，苔薄黄，脉弦滑。

证候分析：肝经郁热，蕴伏下焦，热迫膀胱，故夜间遗尿；热蕴膀胱，灼烁津液，故小便黄少；热郁化火，肝火偏亢，故性情急躁；肝火内扰心神，故夜间咬牙；苔薄黄、脉弦滑为湿热内蕴、肝火偏旺之象。

【砭石疗法】

（1）治则　健脾益肺，温肾固摄。

（2）操作方法

①刮法：用砭具刮腰骶部，重点是膀胱经和督脉（图3-473，图3-474）。

②温法：将砭具加热后，放在小儿脐部做温法。

③点刺法：用砭具点刺三阴交、足三里、气海、关元、中极、膀胱俞（图3-475～图3-478）。

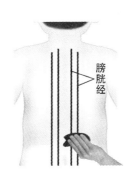

图 3-473　刮腰骶部膀胱经

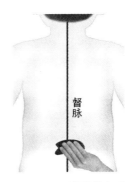

图 3-474　刮腰骶部督脉

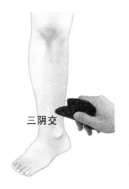

图 3-475　点刺三阴交

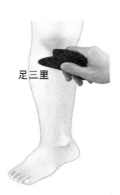

图 3-476　点刺足三里

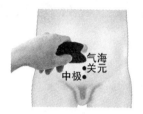

图 3-477　点刺气海、关元、中极

气海
关元
中极

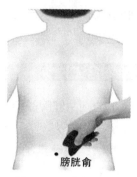

图 3-478　点刺膀胱俞

膀胱俞

（3）方义　脐部为生命之根蒂，用温法能培元补虚。三阴交为足三阴经交会穴，可通调肝、脾、肾三经之经气而止遗尿。足三里为胃之下合穴，取之能补中气。气海、关元为任脉穴、补虚要穴，取之能补元气。中极为任脉穴、膀胱募穴，膀胱俞为膀胱背俞穴，俞募相配能振奋膀胱气化功能。

慢性疲劳综合征

疲劳综合征是一组病因不明，各项现代手段检查无任何器质性病变，以持续半年以上的慢性、反复发作性极度疲劳为主要特征的综合征。其症状表现常见于中医学"头痛""失眠""心悸""郁证""眩晕""虚劳"等病症中。由于人们的生活与劳动节奏加快，紧张度增强，特别是脑力劳动者，紧张程度和所遭到的影响更为明显。患者多表现为神经系统、心血管等系统、骨骼系统疲劳，持续达半年以上。可见头晕目眩，肌肉疲乏无力或疼痛，咽痛不适，颈前后部或咽喉部淋巴结疼痛，失眠，健忘，精神抑郁，焦虑、情绪不稳定，注意力不集中等。卧床休息不能缓解，影响正常工作和生活。

（1）肝郁气滞

临床表现：神情抑郁，胸胁作胀，嗳气叹息，月经不调，舌苔薄白，脉弦。

证候分析：肝气不舒，则神情抑郁、胸胁作胀、嗳气叹息；肝主疏泄，肝气郁滞则月经不调；舌苔薄白、脉弦均为肝郁气滞的表现。

（2）心脾两虚

临床表现：忧思多虑，失眠多梦，神疲乏力，头昏心悸，食欲不振，舌淡，脉弱。

证候分析：思虑伤脾，耗伤阴血，血不养神，则失眠多梦；脾虚清阳不升则头昏；血不养心则心悸；神疲乏力、食欲不振、舌淡、脉弱均为脾虚的表现。

（3）心虚胆怯

临床表现：心悸易惊，胆怯不寐，心神不宁，舌淡，脉弱。

证候分析：心主神明，胆主决断，心胆气虚，则心悸易惊、心神不宁、胆怯不寐。舌淡、脉弱为心胆气虚的表现。

（4）肝肾两虚

临床表现：头昏耳鸣，失眠多梦，烦热盗汗，舌红苔少，脉细数。

证候分析：肝主筋，肾藏精，主生殖，主骨生髓，且腰为肾之府，肝肾不足则头昏耳鸣，腰膝酸软，阳痿遗精；肾阴虚则失眠多梦，烦热盗汗，舌红苔少，脉细数。

（5）痰扰心神

临床表现：心烦易怒，失眠多梦，胸闷痰多，舌红，苔黄腻，脉弦滑。

证候分析：火扰心神，心神不安则心烦易怒、失眠多梦；痰郁胸中，胸阳不展则胸闷痰多；舌红、苔黄腻、脉弦滑为痰郁化火的表现。

（1）治则　清头明目，舒筋活络。

（2）操作方法

①点揉法：用砭石在百会、太阳、听宫、颊车、睛明、四白、水沟、风池、风府等穴位做点揉（图3-479～图3-482）。

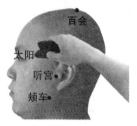

图 3-479　点揉百会、太阳、听宫、颊车

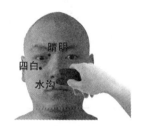

图 3-480　点揉睛明、四白、水沟

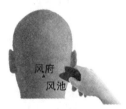

图 3-481　点揉风池

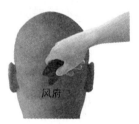

图 3-482　点揉风府

②刮法：使用砭板在太阳皮部躯干段施以刮法。

③点刺法：用砭石在神门、太渊、大陵、阳池、阳溪做点刺（图3-483～图3-487）。

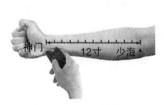

图 3-483　点刺神门

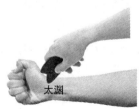

图 3-484　点刺太渊

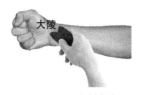

图 3-485　点刺大陵

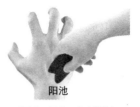

图 3-486　点刺阳池

④振法：用砭石在太阳皮部的四肢部施以振法。

⑤摩、擦法：砭石在胸肋部顺肋骨方向做摩、擦法。

⑥滚、推法：用砭石棒在颈、肩、背、腰及上下肢依次做滚、推等法。

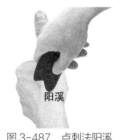

图 3-487　点刺法阳溪

（3）方义　点刺神门、太渊、大陵、阳池、阳溪可改善心悸、失眠等症状，点揉百会、太阳、睛明、四白、听宫、颊车、水沟、风池、风府等穴可缓解颈部肌肉的紧张，从而缓解颈项及腰背酸痛。

电脑综合征

电脑综合征因长时间操作电脑，或玩游戏，上网不加节制而出现的近视程度加重，眼球干涩、全身不适以及眼、肩颈、腰背、手、足疲劳的一系列症状。

【辨证】

临床表现：有电脑长时间使用史，眼睛疲劳、酸痛，入睡困难、醒后眼分泌物多，并有头肩痛。

证候分析："久视伤血"，加上电脑散热蒸发作用，使眼睛失于津液气血的濡养而疲劳、酸痛，入睡困难、醒后眼分泌物多；长期保持坐姿不变，肩颈部肌肉处于过劳状态，故头肩部疼痛。

【砭石疗法】

（1）治则　清头明目，舒筋活络。

（2）操作方法

①刮法：用砭板轻刮额头眉间及太阳穴（图3-488）。

②推法：沿督脉、足太阳膀胱经、足少阳胆经，由额头向项背推（图3-489，图3-490）。每日1次或隔日1次，每次30分钟，睡前做治疗更好。

③揉法：点揉风池、天柱、肩外俞、肩井、天宗等穴（图3-491～图3-495）。

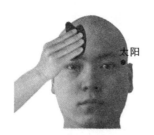

图3-488　刮前额、眉弓至太阳

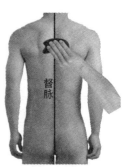

图3-489　推督脉

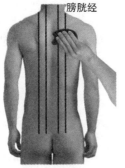

图3-490　推膀胱经

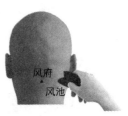

图3-491　点揉风池

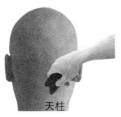

图 3-492　点揉天柱

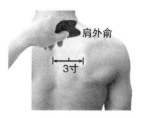

图 3-493　点揉肩外俞

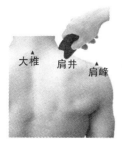

图 3-494　点揉肩井

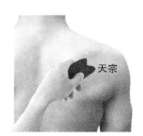

图 3-495　点揉天宗

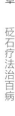

（3）方义　刮额头眉间及太阳穴可缓解眼部疲劳，长时间端坐，颈部肌肉处以一种紧张状态，点揉风池、天柱、肩外俞、肩井、天宗等穴可缓解颈部肌肉的紧张，从而缓解颈项及腰背酸痛。

颞颌关节紊乱综合征

本病在中医学中属于"痹证""口噤不开"范畴，主要以颞颌关节疼痛、弹响、张口受限为主要病症。

【辨证】

临床有两种常见证型。

（1）风寒湿痹

临床表现：颞颌关节疼痛，开口不利，咀嚼受限，关节弹响，遇寒加重，得热稍减，舌淡，苔薄白，脉弦紧。

证候分析：风寒湿邪外袭，闭阻经络，致气血运行不畅，不通则痛，故颞颌关节疼痛，开口不利，咀嚼受限，关节弹响；以寒邪偏盛，故遇寒加重，得热稍减；舌淡、苔薄白、脉弦紧为风寒在表之象。

（2）肝肾不足

临床表现：颞颌关节强直，开合不利，咀嚼障碍，关节弹响，时有酸痛，腰膝酸软，头晕耳鸣，舌红，脉细弱。

证候分析：肝肾同源，精血不足，筋骨失于濡养，则颞颌关节强直，开合不利，咀嚼障碍，关节弹响，时有酸痛；腰为肾之府，肾虚则腰膝酸软；肝肾不足，头窍失于濡养，则头晕耳鸣；舌红、脉细弱为虚弱之象。

【砭石疗法】

（1）治则　温经散寒，祛风除湿。

（2）操作方法

①温法：将砭块加热后在颞颌关节处及附近做温法。

②点刺法：用砭具尖端在下关、颊车穴及痛点、酸痛处做点刺法（图3-496，图3-497）。

③揉法：用砭具在下关、颊车穴及痛点、酸痛处做揉法（图3-498，图3-499）。

（3）方义　用砭石热熨局部，能温通经络、运行气血、畅通经脉，使长期疲劳、缺血的肌肉得以恢复。下关在面部耳前方，当颧

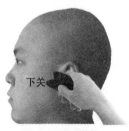

图3-496　点刺下关

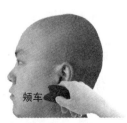

图3-497　点刺颊车

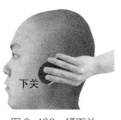
图 3-498　揉下关

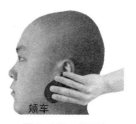
图 3-499　揉颊车

弓与下颌切迹所形成的凹陷中。下关、颊车及痛点为局部取穴，缓解局部肌肉紧张，调节局部经气。

近视

近视是以视近物较清楚，视远物模糊不清为特征的一种眼病，多见于青少年。

【辨证】

临床常见如下两种证型。

（1）肝肾亏虚

临床表现：视近尚清，视远模糊，不耐久视，眼前黑花，头晕耳鸣，失眠多梦，腰膝酸软，舌红少苔，脉细数。

证候分析：目为司视之窍，五脏六腑之精气皆上注于目而能视；肝肾两虚，精血不足，神光衰微，故视近尚清、视远模糊、不耐久视；目窍失养，则眼前黑花；头晕耳鸣、失眠多梦、腰膝酸软、舌红少苔、脉细数等皆由肝肾精血亏虚所致。

（2）心脾两虚

临床表现：视物能近怯远，面色少华，心悸气短，食少便溏，舌淡，脉细弱。

证候分析：心脾两虚，化源不足，清阳不布，故视物能近怯远；心血虚，不能濡养心脏，故心悸气短；脾虚清阳不升，则见面色少华；脾虚健运失司，则食少便溏；舌淡、脉细弱为心脾两虚之象。

【砭石疗法】

（1）治则　补益肝肾，健脾强心，养血明目。

（2）操作方法

①刮法：用砭具自印堂始刮向神庭；自攒竹刮向眉冲；自阳白刮向头临泣；自风池刮向肩井；自天柱刮向大杼；自风府刮向大椎（图3-500）。

②点按法：用砭具点按头维、睛明、承泣、四白、光明（图3-501~图3-504）。

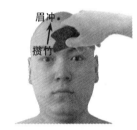

图3-500　自攒竹刮向眉冲

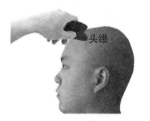

图3-501　点按头维

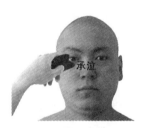

图3-502　点按承泣

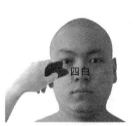

图3-503　点按四白

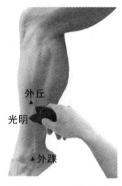

图3-504　点按光明

③揉法：用砭具点揉阳白、攒竹、睛明、承泣、四白、丝竹空、光明（图3-505～图3-510）。

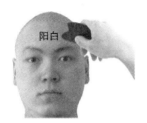

图3-505　揉阳白

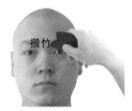

图3-506　揉攒竹

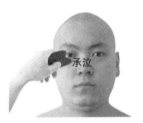

图3-507　揉承泣

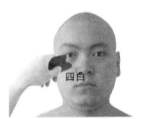

图3-508　揉四白

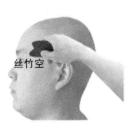

图3-509　揉丝竹空

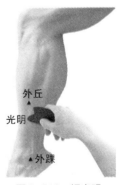

图3-510　揉光明

（3）方义 印堂、神庭、风府、大椎为督脉穴，可疏通脑部气血；攒竹、阳白、眉冲、头临泣、头维、睛明、承泣、四白、丝竹空位于眼周，调节局部气血，缓解眼肌疲劳；光明是胆经络穴，为眼睛保健要穴；耳和髎、角孙、翳风为三焦经穴，三焦经终于眼部，刮三焦经穴可治疗眼疾；胆经、膀胱经都经过脑部与眼联系紧密，自风池刮向肩井，自天柱刮向大杼可调节脑部和眼部气血。

慢性咽炎

慢性咽炎指慢性感染所引起的弥漫性咽部病变，多发生于成年人，常伴有其他上呼吸道疾病，常因急性咽炎反复发作、鼻炎、鼻窦炎的脓液刺激咽部，或鼻塞而张口呼吸，均中导致慢性咽炎的发生。本病在中医学中属"虚火喉痹"范畴。患者咽部有异物感，作痒微痛，干燥灼热等；常有黏稠分泌物附于咽后壁不易清除，夜间尤甚，意欲清除而后快。分泌物可引起刺激性咳嗽，甚或恶心、呕吐。检查若见咽部黏膜弥漫性充血，色暗红，并附有少量黏稠分泌物，为慢性单纯性咽炎。

【辨证】

（1）阴虚火旺
临床表现：咽干痒痛，时轻时重，痰黏量少，咽黏膜红肿或干萎如蜡纸，伴午后低热，腰膝酸软，舌红少苔，脉细数。
证候分析：阴虚津少，虚火上炎，故咽干痒痛；肺阴不足，肃降失职，肺气上逆，则痰黏量少；虚火久灼，气血瘀滞，故咽黏膜红肿；肺肾阴虚，咽喉失于濡养，故咽黏膜干萎如蜡纸；午后低热、腰膝酸软、舌红少苔、脉细数皆为阴虚火旺之象。
（2）痰瘀交阻
临床表现：咽干涩刺痛，痰黏难除，咽黏膜红肿，小瘰丛生，伴有潮热口干，舌苔黄腻，脉滑数。

证候分析：邪毒久滞，虚火久蒸，炼津成痰，气机阻滞，血行不畅，邪毒与痰、瘀搏结于咽喉，故咽干涩刺痛，痰黏难除，咽黏膜红肿，小瘰丛生；潮热口干、舌苔黄腻、脉滑数为痰湿郁热之象。

（3）阴虚津枯

临床表现：咽干甚痒，灼热燥痛，饮水后痛可暂缓，异物感明显，夜间多梦，耳鸣眼花；舌质红少津，脉细数。

证候分析：病程迁延日久，阴津损伤更甚，甚至阴虚津枯；阴虚津枯，虚火上炎，故咽干甚痒、灼热燥痛、饮水后局部得到滋润故痛可暂缓；肾开窍于耳，肾阴虚则耳鸣；虚热上扰心神则夜间多梦；舌质红少津、脉细数亦为阴虚的表现。

【砭石疗法】

（1）治则　滋阴降火，化痰利咽。

（2）操作方法

①刮法：用砭具在颈部两侧及前侧和胸背上部做刮法。

②点刺法：用砭具点刺风池、天突、扶突、人迎、大椎、鱼际、丰隆、太溪、照海（图3-511～图3-519）。

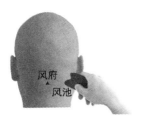

图3-511　点刺风池

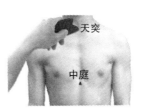

图3-512　点刺天突

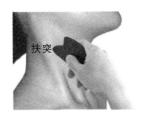

图3-513　点刺扶突

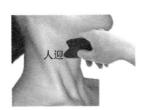

图3-514　点刺人迎

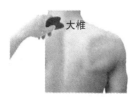

图 3-515　点刺大椎

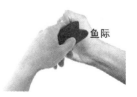

图 3-516　点刺鱼际

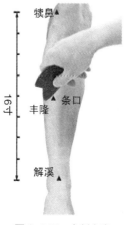

图 3-517　点刺丰隆

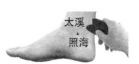

图 3-518　点刺太溪图

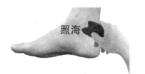

图 3-519　点刺照海

③揉法：揉肺俞、肾俞及阿是穴（图3-520，图3-521）。

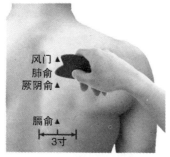

图 3-520　揉肺俞

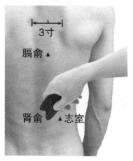

图 3-521　揉肾俞

（3）方义　风池、天突、扶突、人迎位于咽部附近，点刺这些穴能调节局部经气，行气活血。鱼际为肺经荥穴，点刺大椎、鱼际能清热止痛。丰隆为化痰要穴，太溪为肾经原穴能益肾滋阴，照海为八脉交会穴，通阴脉，能治咽喉疾患。肺俞、肾俞为肺、肾背俞穴，能滋补肺肾。

牙痛

牙痛是由龋齿、牙髓炎、根尖周围炎及冠周炎等引起一个共同症状。当急性发作时，疼痛十分剧烈。本病在中医学中属于"齿痛"范畴。

【辨证】

临床上常见如下三种证型。

（1）风热证

临床表现：牙痛如风掣，遇风即发，得冷痛减，受热痛增，牙龈红肿，可伴发热恶寒，头痛口渴，舌红苔白，脉浮数。

证候分析：风寒外客，郁而化火；或口腔不洁，垢秽蚀齿，风热引动伏邪，以致出现牙痛如风掣，遇风即发，得冷痛减，受热痛增，牙龈红肿；发热恶寒、头痛口渴、舌红苔白、脉浮数等表热证。

（2）胃火证

临床表现：牙痛剧烈，牙龈肿痛甚连腮颊，伴牙龈溢脓渗血，口渴饮引，口臭便秘，舌苔黄腻，脉洪数。

证候分析：胃火炽盛，循经上蒸齿龈，故牙痛剧烈；火灼脉络，则出血；热伤筋膜，则牙龈溢脓；火热结聚，则牙龈肿痛甚连腮颊；热伤津液，故口渴饮引、口臭便秘、舌苔黄腻、脉洪数均为阳明腑热之象。

（3）肾虚证

临床表现：牙齿隐痛或微痛，时作时止，日久不愈，龈肉萎缩，牙齿浮动，伴腰酸痛，头晕眼花，舌红嫩，无浊苔，脉细数。

证候分析：肾阴虚，虚火上炎，结聚齿龈，故牙齿隐痛或微痛，时作时止，日久不愈，龈肉萎缩；火烁齿龈，又失濡养，龈痿骨松，故牙齿浮动；腰酸痛、头晕眼花、舌红嫩、无浊苔、脉细数均为肾阴虚之象。

【砭石疗法】

（1）治则　清热解毒，消肿止痛。

（2）治疗方法

①点刺法：用砭具点刺下关、颊车、风池、太阳、合谷、二间、内庭、太溪、行间、太冲等穴（图3-522～图3-531）。

②刮法：用砭具刮背部，重点刮督脉及膀胱经（图3-532，图3-533）。

③擦法：用砭具在面部做擦法。

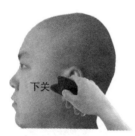

图 3-522　点刺下关

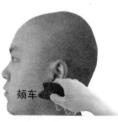

图 3-523　点刺颊车

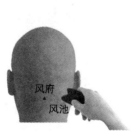

图 3-524　点刺风池

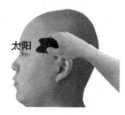

图 3-525　点刺太阳

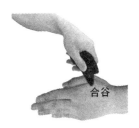

图 3-526 点刺合谷

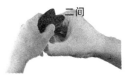

图 3-527 点刺二间

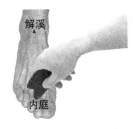

图 3-528 点刺内庭

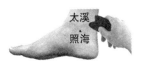

图 3-529 点刺太溪

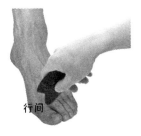

图 3-530 点刺行间

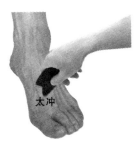

图 3-531 点刺太冲

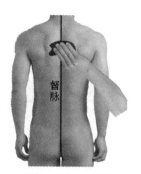

图 3-532 刮督脉

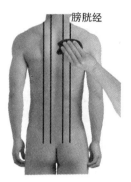

膀胱经

图 3-533 刮膀胱经

（3）方义 足阳明胃经入上齿，手阳明大肠经入下齿。下关、颊车为胃经在面部的穴位，合谷、二间、内庭为手足阳明经的远端穴，可清泄阳明火热之邪，通络止痛。风池、太阳位于头面部，能清头面风热。太溪为肾经原穴，能滋阴补肾、降火止痛。行间、太冲为肝经荥穴和原穴能清肝胆之热。督脉及膀胱经属阳主表，刮督脉及膀胱经能清解表热。

耳鸣、耳聋

耳鸣、耳聋都是听觉异常的症状。以患者自觉耳内鸣响，如闻潮声，或细或暴，妨碍听觉的称耳鸣；听力减弱，妨碍交谈，甚至听觉丧失，不闻外声，影响日常生活的称耳聋。

【辨证】

（1）肝火上扰

临床表现：耳鸣突发，鸣声如潮，或如雷鸣，听力减退，耳痛或流脓，胁痛口苦，尿黄便干，舌红苔黄、脉弦数。

证候分析：肝胆互为表里，足少阳胆经入耳中，肝火循经上扰耳窍，则耳鸣突发，鸣声如潮，或如雷鸣，听力减退，耳痛或流脓；肝经布胁肋，肝气郁结，则胁痛；肝火内炽，灼伤津液，则口苦、尿黄便干；舌红、苔黄、脉弦数均为肝火内炽之象。

（2）痰火郁结

临床表现：耳鸣如蝉，听力减退，耳胀痛流脓，咳痰黄稠，舌红苔黄腻，脉滑数。

证候分析：痰火郁结，蒙蔽清窍，故耳鸣如蝉、听力减退、耳胀痛流脓；痰火犯肺，肃降失常，则咳痰黄稠；舌红苔黄腻、脉滑数为内有痰热之征。

（3）风热上扰

临床表现：外感热病中，出现耳鸣或耳聋，伴头痛、眩晕、心中烦闷，耳内作痒，或兼寒热身痛等表证。舌苔薄白，脉浮数或弦数。

证候分析：风热上扰，故耳鸣、头痛、眩晕；邪客肌表，则寒热身痛；苔薄白、脉浮数亦为外感之征。

（4）肝肾阴虚

临床表现：耳鸣如蝉，听力减退，头晕目眩，腰膝酸软，失眠多梦，五心烦热，舌红少苔，脉细数。

证候分析：肾开窍于耳，肾精亏损，不能声奉于耳，则耳鸣如蝉，听力减退；肾主骨生髓，脑为髓之海，肾元亏损，髓海空虚，则头晕目眩；腰为肾之府，肾虚则腰膝酸软；肾阴不足，虚火内扰心神，则失眠多梦、五心烦热；舌红少苔、脉细数为肝肾阴虚之象。

（5）清气不升

临床表现：耳鸣、耳聋，时轻时重，休息暂减，劳则加重，四肢困倦，神疲乏力，食少便溏，脉细弱，苔白腻。

证候分析：脾气虚弱，清阳不升，故耳鸣、耳聋；脾虚失健运则食少便溏；脾主四肢，脾虚则四肢困倦，神疲乏力；劳则伤中气，故耳鸣加重；脉细弱、苔白腻均为脾气虚弱之征。

【砭石疗法】

（1）治则　清肝泻火，豁痰开窍，健脾益气。

（2）操作方法

①感法：将砭具放到耳道口，用手指刮砭具。

②刮法：用砭具轻刮耳周（图3-534）。

③点刺法：用砭具点刺翳风、听会、听宫、耳门、中渚、侠溪、肾俞、太溪、脾俞、胃俞等穴（图3-535～图3-544）。

④揉按法：用砭具在耳周揉按（图3-545）。

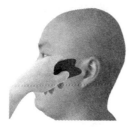

图 3-534　刮耳周

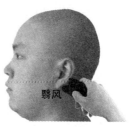

图 3-535　点刺翳风

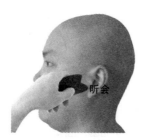

图 3-536　点刺听会

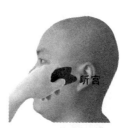

图 3-537　点刺听宫

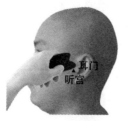

图 3-538　点刺耳门

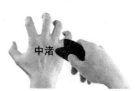

图 3-539　点刺中渚

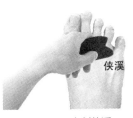

图 3-540　点刺侠溪

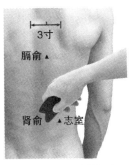

图 3-541　点刺肾俞

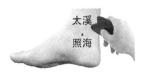

图 3-542　点刺太溪

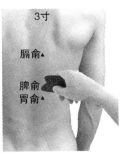

图 3-543　点刺脾俞

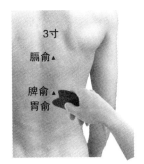

图 3-544　点刺胃俞

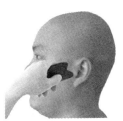

图 3-545　揉按耳周

（3）方义　在耳周做刮法及按揉法能作用于耳局部，调节局部经气。用感法时，手指刮砭具，使砭具发出声波或超声波，能促进耳部和脑部的气血流畅。手足少阳经循耳之前后，取翳风、耳门、听会以疏导少阳之气。听宫为手太阳小肠经循行于耳部的穴位，取之能调节局部经气。中渚、侠溪清手足少阳之火。太溪为肾经原穴，取之能补肾气。肾俞、脾俞、胃俞为肾、脾、胃背俞穴，取之能补肾、脾、胃。

过敏性鼻炎

过敏性鼻炎，又称变态反应性鼻炎。相当于中医学的"鼻鼽"，临床以阵发性鼻痒，连续喷嚏鼻塞、鼻涕清稀量多，喉部不适、咳嗽为主要症状。

【辨证】

过敏性鼻炎一般分为以下三型。

（1）肺气虚弱

临床表现：鼻窍奇痒，喷嚏，清涕涟涟，鼻塞，鼻内黏膜肿胀苍白，平素畏风寒，倦怠懒言，气短音微，舌淡，苔薄白，脉虚弱。

证候分析：肺气虚风寒异气乘虚而入，故鼻痒、喷嚏；气虚不摄津液则清涕不止，风寒水湿内外之邪壅滞于鼻窍，则鼻塞；肺气失宣，水津不布，水液停聚故鼻窍肌膜水肿；舌质淡、苔薄白、脉虚弱均为气虚之象。

（2）肺脾气虚

临床表现：鼻塞、鼻涕清稀、淋漓而下，嗅觉迟钝，双下鼻甲黏膜肿胀，苍白或灰白，呈息肉样变。并伴见头昏头重，神疲气短，四肢困倦，胃纳欠佳，大便稀溏，舌质淡或淡胖，边有齿痕，苔白，脉濡缓。

证候分析：脾主运化，输布五谷之精微以充五脏。脾虚则肺失所养，土不生金，肺无力敷布水津，则水湿上泛鼻窍，故双下鼻黏膜肿胀，甚则形成息肉；脾失健运，故可见纳差、便溏、舌质淡胖、苔白、脉濡缓。

（3）肺肾虚弱

临床表现：鼻衄多为常年性，鼻痒嚏多，清涕难敛，早晚较甚，鼻窍黏膜苍白水肿，平素畏风寒，四肢不温，面色淡白或见腰膝酸软，遗精早泄，小便清长，夜尿多，舌质淡，脉沉细弱。

证候分析：肾为水火之宅，内藏命火，为五脏动力之源，肾虚，命门火衰，则肺失温煦，水液不化，上泛鼻窍，故清涕难敛；寒凝水结，则鼻窍黏膜水肿，肺肾气虚，摄纳无力；气不归元，而上越鼻窍，故鼻痒喷嚏，且常伴有咳嗽气喘；舌质淡、脉沉细均为肺肾气虚、脉失所养之象。

【砭石疗法】

（1）治则　益气壮阳，宣肺通窍。

（2）操作方法

①温法：用砭具在命门、肾俞、八髎穴处做温法。

②刮法：将砭具加热后沿膀胱经反复刮拭（图3-546）。

③点按法：将砭具加热后在肺俞、脾俞和肾俞穴上点按（图3-547～图3-549）。

④点刺法：用砭具点刺印堂、迎香、足三里（图3-550～图3-552）。

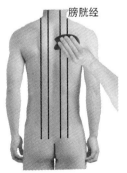

图3-546　刮擦膀胱经

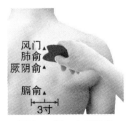

图3-547　点按肺俞

（3）方义　过敏性鼻炎与体质有关，故取命门、肾俞、八髎补肾阳，肺俞、脾俞补脾肺。印堂位于鼻上两眉之间，又为督脉穴，督脉经过鼻部，取印堂可调节局部经气。迎香为手阳明大肠经位于鼻部的穴位，取之能行气活血。足三里为胃之下合穴，又为强壮要穴，且胃经起于鼻部，故取足三里能调节胃经经气，增强体质。

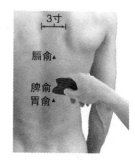

图 3-548　点按脾俞

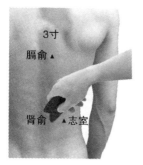

图 3-549　点按肾俞

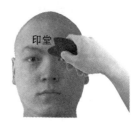

图 3-550　点刺印堂

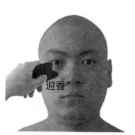

图 3-551　点刺迎香

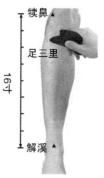

图 3-552　点刺足三里

第四章

砭石疗法的养生保健与美容

砭石疗法具有温助阳气、疏通经络，逐寒祛湿、祛瘀止痛、潜阳安神、止悸定惊的作用。砭石疗法与刮痧、推拿疗法的区别：泗滨浮石制作的砭具不仅依靠各种手法产生的机械力的作用，还依靠其本身的温经作用，因此更容易推动气血沿经运行。临床对寒证、阳虚证疗效更好。而刮痧主要是开泻、排邪，对正气损伤较大，而且比较疼痛。砭石疗法比推拿作用面积大且更灵活，选择性更强，更适合大众保健美容使用。砭石疗法与推拿综合使用更好。

砭石疗法的养生保健

对一种医疗方法的评价不仅要看它的医疗效果，也要看它的保健效果。保健对防病有重要的意义。古人强调治"未病"。今人主张防患未然，都是希望在疾病未发生时注意保健，使疾病不发生。砭石疗法在保健方面有很好的效果。

（一）头部保健

在人的头部分布着6条经脉的48个穴位，使用砭梳梳头对失眠多梦、神经衰弱均有疗效，同时改善毛发生长，促进发色转黑。砭石梳具有携带方便、操作容易、行之有效的特点。随身佩带，放置于经脉穴位之上，即有明显的通脉调气、补益阳气之效；摩擦、拍打身体不适之处，可体会到病痛退却而精神回复的健康快感！既免除药物的毒副作用，又节省医药费，使用愈久，获益愈多。临床应用：砭梳可改善颅脑缺氧状态，促进血液循环，治疗充血性脑血管性疾病，如高血压、充血性偏头痛等。

（1）梳头、摩耳

【方法】利用砭梳，由前发际向后发际梳理五经即督脉、膀胱经、胆经。由头维穴处梳至大迎穴处下；由百会穴处梳至太阳穴处下；利用肾型小板面压摩双耳、刮耳。

【功效】促进头部气血流畅。预防和治疗头痛、目眩、记忆力减退、老年痴呆、感冒、高血压等症，减缓额部皱纹发展。延缓白发、脱发。

（2）刮前额

【方法】用砭板的外弧型板刃，以印堂为起点交替向左、右两方刮试（图4-1）。

【功效】预防和治疗头晕、头疼、眼病、鼻病、感冒、高血压等症。

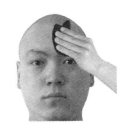

图4-1 刮前额

（3）理眉

【方法】用砭板的外弧形板刃由两眉之间起，分别向左、右两方梳理眉毛（图4-2）。

【功效】预防和治疗头痛、眼病、耳病、鼻病和面部神经麻痹等症。

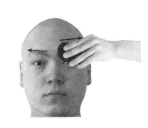

图4-2 理眉

（4）拭目

【方法】闭目，用砭板由内向外轻轻地刮拭眼部（图4-3）。

【功效】预防和治疗偏头痛、眼病和面部神经麻痹等症。减缓额部皱纹发展。

（5）与砭共枕

【方法】将砭石砭放置在枕头上睡觉。

【功效】有提高睡眠质量、平衡血压的作用。

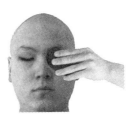

图4-3 拭目

（二）颈、肩部保健

（1）刮颈后方

【方法】用砭板自上而下刮颈后方（图4-4）。

【功效】预防和治疗感冒、发热、支气管炎、哮喘、项强和颈椎病等。

（2）刮颈两侧

【方法】用砭板自上而下刮颈两侧（图4-5）。

【功效】预防和治疗耳鸣、咽喉肿痛、扁桃体炎、项强等。

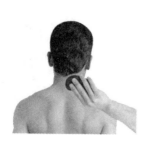

图4-4　刮颈后方

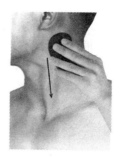

图4-5　刮颈两侧

（3）刮颈前方

【方法】用自上而下刮颈前方（图4-6）。

【功效】预防和治疗高血压、咽喉肿痛、哮喘、支气管炎、甲状腺肿大等症。

（4）拍打肩部

【方法】手持砭板，自内向外拍打左、右两肩的上部（图4-7）。

【功效】预防和治疗哮喘、肩痛、颈椎病等症。

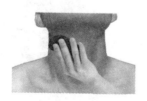

图4-6　刮颈前方

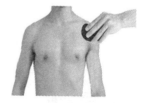

图4-7　拍打肩部

（三）四肢部保健

（1）刮上肢内侧

【方法】用砭石的砭背自上而下刮上肢内侧（图4-8）。

【功效】促进手三阴经的通畅。预防和治疗心、肺疾病，手臂疼痛、麻木。

（2）刮上肢外侧

【方法】用砭石的外弧形板刃自上而下刮上肢外侧（图4-9）。

【功效】促进手三阳经的通畅。预防和治疗便秘、泄泻、手臂不能举、疼痛。

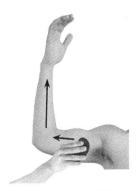

图4-8　刮上肢内侧

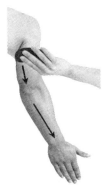

图4-9　刮上肢外侧

（3）刮手指

【方法】用砭板擦手背，由腕横纹开始，依次由大拇指刮至小指端下。由腕横纹开始依次刮大鱼际、小鱼际下。对四缝穴做划法。点刺手指井穴少商、十宣穴（图4-10）。

【功效】预防和治疗手指麻木、疼痛。

（4）刮下肢内侧

【方法】用砭石的板背自上而下刮下肢内侧（图4-11）。

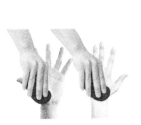

图4-10　刮手指

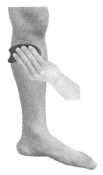

图4-11　刮下肢内侧

【功效】促进足三阴经（足太阴脾经、足厥阴肝经和足少阴肾经）、阴经脉、阴维脉的通畅。预防和治疗肝、肾疾病、腿痛麻木、行动不便。

（5）拍打四肢

【方法】四肢放松，用砭板的板面拍打四肢肌肉部分。

【功效】消除疲劳、清热解毒。

（6）叩刮脚部

【方法】用椭圆砭石叩击涌泉、脚后跟。用砭板刮昆仑穴处、太溪穴处（图4-12～图4-14）。

【功效】促进脚部血液循环，增强机体抵抗力。

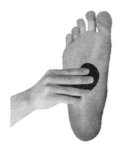
图4-12　叩刮脚部

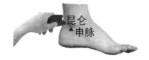
图4-13　叩刮昆仑

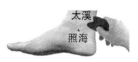
图4-14　叩刮太溪

（四）胸部保健

【方法】胸挂砭佩或用砭小板放置膻中穴或中脘穴处进行感应。

【功效】预防或治疗胸痛、心脏病、哮喘等心肺疾患。

（五）腹部保健

【方法】用砭板滚揉腹部，并可用椭圆砭石压揉神阙和关元，随呼吸进行按压至腹腔内有发热感觉（图4-15）。

【功效】预防和治疗腹痛、便秘、泄泻等腹部疾患。

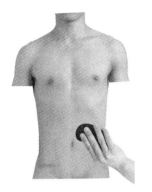

图 4-15　滚揉腹部

砭石疗法与美容

　　容貌美丽是人们古今追求的目标，尤其女性，希望能够面容红润，无斑无痘。爱美之心人皆有之，让人烦恼的黄褐斑、黑眼圈、痤疮影响着一些人的生活和心情。中医学认为"头为诸阳之会，面为五脏之华"，我们的脸上有很多"美容穴"。正确按揉这些穴位，能使面部气血流畅，达到美化容颜的保养效果。

　　与面部穴位相关的经络连接着全身众多部位，通过按压这些穴位，不仅能使皮肤细腻柔嫩、延缓或减少面部皱纹的产生，而且能清脑醒神、充沛精力，达到自然的健康美。面部长斑、痘或色泽晦黯与人体脏腑失调有密切关系，中医学认为面部黄褐斑多为肝郁脾虚，痤疮多为肺、膀胱、三焦有热；目下黯（黑眼圈）多为肾水不化，瘀血阻络。

【美容原则】

　　疏肝理气，宣肺健脾，益肾活血，疏通经络。

【操作方法】

　　（1）用砭具在腹部刮擦，以热为度。

（2）用砭具刮背部膀胱经。

（3）用砭板按摩面部，每日数次发热为止。

（4）佩戴砭石帽促进面部血液循环。

（5）用砭具轻刮面部。从眼部靠近鼻梁处向外经太阳刮至耳廓上；从鼻头根部向外经颧骨斜上刮至耳廓切线至耳廓上；从左眉上沿直上、刮至前发际处，再依次向右、到右眉外侧，单向刮整个额头。

（6）用砭具揉按头维、阳白、印堂、攒竹、鱼腰、太阳、听宫、颧髎、颊车、迎香、地仓、水沟（图4-16～图4-27）。

面部穴位按揉最佳的时间段是洗浴后，这时血液循环加快，体温上升，如果对面部穴位给予按揉，效果最好。入睡前按揉，对皮肤弹性的恢复、消除和延缓皱纹的产生也很有帮助。次之的时间段是在早晨起床后或午饭后。面部按揉有三个要点：一是穴位要准，二是动作要柔，三是用力要恰当。具体方法是：洁面后，使用砭板，对头面部诸穴进行刮压。用砭板的尾端，或者侧部揉按，手法要轻，直到穴位酸胀为止。

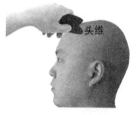

图4-16　揉按头维

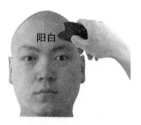

图4-17　揉按阳白

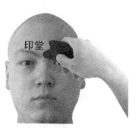

图4-18　揉按印堂

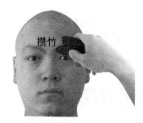

图4-19　揉按攒竹

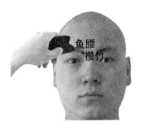

图 4-20　揉按鱼腰

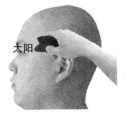

图 4-21　揉按太阳

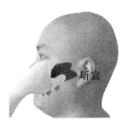

图 4-22　揉按听宫

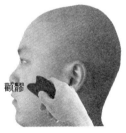

图 4-23　揉按颧髎

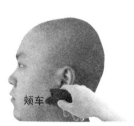

图 4-24　揉按颊车

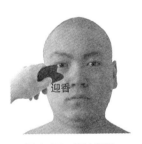

图 4-25　揉按迎香

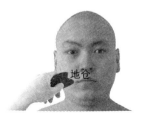

图 4-26　揉按地仓

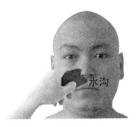

图 4-27　揉按水沟